DU TRAITEMENT

DE LA

COLIQUE DE PLOMB

PAR LA BELLADONE

PAR

LE DR F. GAUCH

ANCIEN INTERNE DES HÔPITAUX DE LYON
ANCIEN ÉLÈVE DE L'ÉCOLE PRATIQUE DE CHIMIE (MONTPELLIER, CONCOURS 1873)
ANCIEN PRÉPARATEUR DU COURS COMPLÉMENTAIRE DE CHIMIE
(MONTPELLIER 1874)

Travail accompagné d'observations recueillies dans les hôpitaux
de Lyon et de tracés graphiques

PARIS

LIBRAIRIE J.-B. BAILLIÈRE ET FILS
19, RUE HAUTEFEUILLE, PRÈS DU BOULEVARD SAINT-GERMAIN

LONDRES	MADRID
BAILLIÈRE, TINDALL AND COX	CARLOS BAILLY-BAILLIÈRE
20, King William street	Plaza de Topete, 8

1881

DU TRAITEMENT

DE LA

COLIQUE DE PLOMB

PAR LA BELLADONE

DU MÊME AUTEUR

Observation de périostite phlegmoneuse du fémur gauche avec luxation
coxo-fémorale par attitude vicieuse, *Lyon Médical*, 2 juin 1878.

Sur un cas d'anencéphalie, *Mém. de la Société de Médecine de la Loire*, 1879.

LYON. — IMPRIMERIE PITRAT AINÉ, RUE GENTIL, 4

DU TRAITEMENT

DE LA

COLIQUE DE PLOMB

PAR LA BELLADONE

PAR

LE DR F. GAUCH

ANCIEN INTERNE DES HOPITAUX DE LYON
ANCIEN ÉLÈVE DE L'ÉCOLE PRATIQUE DE CHIMIE (MONTPELLIER, CONCOURS 1873)
ANCIEN PRÉPARATEUR DU COURS COMPLÉMENTAIRE DE CHIMIE
(MONTPELLIER 1874)

Travail accompagné d'observations recueillies dans les hôpitaux
de Lyon et de tracés graphiques

PARIS

LIBRAIRIE J.-B. BAILLIÈRE ET FILS

19, RUE HAUTEFEUILLE, PRÈS DU BOULEVARD SAINT-GERMAIN

LONDRES	MADRID
BAILLIÈRE, TINDALL AND COX	CARLOS BAILLY-BAILLIÈRE
20, King William street	Plaza de Topete, 8

1881

AVANT-PROPOS

Si l'on considère les nombreuses manipulations dont
le plomb et ses divers composés sont l'objet dans l'industrie, si l'on songe à leur emploi continuel dans la vie
publique et privée, il n'y a pas lieu de s'étonner de la
fréquence des accidents auxquels les propriétés toxiques
de ce métal et de ses sels exposent les diverses catégories
d'ouvriers qui les manient journellement ou les personnes
qui sont momentanément ou accidentellement soumises à
leur action. Aussi la colique saturnine, l'une des manifestations primitives de cette influence nocive sur l'économie se voit-elle fréquemment, surtout dans la popula-
tion ouvrière des hôpitaux.

Pendant le cours de notre internat nous avons observé

1

de nombreux cas de cette affection. L'acuité et la durée des souffrances, l'inutilité et souvent l'échec absolu du traitement, le grand nombre de médications en usage, avaient déjà attiré notre attention. M. le professeur Bondet soumet depuis très longtemps les saturnins au traitement par la belladone, avec un succès qu'une longue pratique n'a jamais démenti. C'est après avoir constaté dans le service de notre excellent maître les bons effets de cette médication que nous avons eu l'idée d'en faire l'objet de notre thèse inaugurale par une étude méthodique de la belladone appliquée à un certain nombre de saturnins.

Dans ce travail nous n'envisageons que le traitement de la colique de plomb par la belladone, laissant de côté, et la thérapeutique des autres manifestations de cet empoisonnement et le traitement prophylactique qui ressortit surtout à l'hygiène industrielle.

Dans un premier chapitre nous exposerons d'une façon rapide les principaux symptômes, la physiologie pathologique, le mécanisme de cette affection, pour en déduire les principales raisons qui militent en faveur de l'administration de la belladone et légitiment son emploi.

Le chapitre suivant sera consacré à l'exposé critique des divers modes de traitement.

Dans le troisième chapitre, après un court résumé des principaux résultats obtenus par la belladone dans certaines affections ayant quelques rapports avec la colique saturnine au point de vue des éléments constitutifs, nous étudierons dans tous ses détails le traitement belladoné.

Le dernier chapitre contiendra les observations à l'appui.

C'est à M. le professeur Bondet que revient l'honneur de cette méthode ; c'est à lui que nous devons l'idée première de ce travail. Qu'il nous soit permis de témoigner à notre savant maître l'expression de notre profonde gratitude pour les excellentes leçons qu'il nous a données, pour les conseils qu'il n'a cessé de nous prodiguer, avec la plus grande bienveillance, pendant le cours de nos recherches cliniques. Nous adressons tous nos remerciements à notre ami et collègue J. Lemoine : il a mis gracieusement à notre disposition sa connaissance approfondie de la langue allemande. Toute notre reconnaissance est acquise à nos excellents amis et collègues, MM. Hortolès, Auboyer, Ranty, qui ont bien voulu expérimenter le traitement belladoné sur quelques malades de leur service et nous communiquer d'importantes observations à l'appui de notre thèse.

DU TRAITEMENT

DE LA

COLIQUE DE PLOMB

PAR LA BELLADONE

CHAPITRE PREMIER

DE LA COLIQUE SATURNINE ; PATHOGÉNIE, SYMPTOMATOLOGIE, PHYSIOLOGIE PATHOLOGIQUE

Dès l'antiquité la plus reculée le plomb a été connu et destiné aux usages les plus divers, emploi qui s'explique par l'abondance de ce métal dans la nature, la facilité de l'isoler, de le travailler et de le rendre propre à une foule d'applications journalières par le fait même de ses propriétés physiques (ductilité, malléabilité). Mais à côté de ces qualités qui en font un métal précieux, son peu de résistance aux agents atmosphériques et chimiques en rend l'usage pernicieux, à cause de son action toxique sur l'organisme. On peut affirmer que les maladies qu'il engendre se sont multipliées en même temps que son emploi devenait plus fréquent dans l'industrie et la vie pratique. Son introduction dans la thérapeutique est encore venue augmenter le nombre des accidents.

Non seulement son action toxique s'est manifestée sur les ouvriers en contact quotidien avec ce métal, mais elle s'est portée, par suite de fraudes, de falsifications alimentaires ou d'imprudences, sur des agglomérations d'individus, se trouvant dans les mêmes conditions de milieu et de prédisposition. De là l'origine de ces épidémies que l'on a longtemps attribuées à une cause inconnue, a un agent miasmatique, tellurique ou climatérique; telle est la pathogénie et l'explication des coliques épidémiques du Poitou, de la Normandie, de Madrid, du Devonshire, de Cayenne, etc. De patientes et savantes recherches, l'examen critique et approfondi des conditions dans lesquelles ces épidémies avaient pris naissance, ont démontré d'une façon irréfutable leur origine saturnine. De nos jours, et tout récemment, des accidents à peu près semblables ayant frappé certains centres d'agglomération, loin d'invoquer un génie épidémique, la recherche des causes possibles d'intoxication a montré leur véritable origine, un pain fabriqué avec des farines adultérées par des meules réparées avec du plomb ou cuit dans un four chauffé avec des vieux matériaux de démolition, de vieilles peintures.

Il en a été de même pour la colique sèche des pays chauds. Les partisans les plus décidés de sa nature miasmatique et climatérique, après l'examen approfondi des conditions dans lesquelles elle apparaissait, grâce aux travaux si concluants de Lefèvre, à la suite de la discussion remarquable qui eut lieu à l'Académie (mai 1876), et dans laquelle M. Leroy de Méricourt a démontré d'une façon si évidente l'identité de la colique sèche et de la colique saturnine, sont forcés de se ranger à cette dernière opinion et d'avouer eux-mêmes cette identité qu'ils avaient combattue. Ce fait a une grande importance pour nous; car les succès qu'a donnés la belladone dans la colique sèche, considérée comme une entéralgie, sont à l'appui de notre thèse : l'efficacité de la belladone dans la colique de plomb.

Le plomb est toxique, l'expérience quotidienne le démontre. Cette propriété se manifeste tantôt sous une forme suraigüe, par exemple à la suite de l'ingestion, soit accidentelle, soit dans un but de crime ou de suicide, d'une certaine quantité de ce métal, tantôt sous une forme chronique chez les individus en contact permanent ou même passager avec les composés plombiques : cette intoxication est le plus souvent professionnelle, mais pour qu'elle se produise il suffit qu'il y ait absorption du métal.

Les diverses voies d'absorption ont été successivement incriminées. L'absorption par les voies digestives est absolument hors de toute contestation, c'est la plus fréquente, presque la seule. Car si les partisans de l'absorption par les voies respiratoires ont invoqué l'expérience qui consiste à ouvrir la trachée d'un animal et à introduire par la canule elle-même des sels de plomb jusqu'à production d'accidents, M. Potain[1] a démontré que ces

---

[1] Potain, *Journal de Méd. et de Chir. pratique*, 1879, t. I, 50,

derniers ne survenaient pas après la ligature de la trachée, au dessus de la canule. Les efforts .de toux provoqués par l'introduction de poussières métalliques dans la trachée et les bronches avaient pour effet de faire remonter ces poussières le long de l'arbre aérien jusqu'à l'entrée des voies digestives où l'absorption se faisait.

L'absorption par les muqueuses, par la peau (Manouvriez) est plus certaine. Il existe donc trois voies d'absorption bien définies de l'agent toxique.

Les composés plombiques sont le plus souvent introduits dans le tube digestif sous forme de poussière, d'où la fréquence plus grande des coliques au cours des travaux de grattage de vieilles peintures, de broiement et de pulvérisation de la céruse ou du minium. D'ailleurs, au point de vue de la rapidité de production des accidents, la nature chimique du composé n'est pas indifférente. Le minium serait de tous les sels de plomb le plus dangereux à manier pour Layet [1]; ce serait la céruse pour Miahle.

Les composés en solution ou en suspension dans les liquides de la partie supérieure des voies digestives, arrivent dans l'estomac; là ils subissent des modifications interprétées différemment pas les auteurs. Pour Rabuteau, au contact de l'acide chorhydrique que renferme le suc gastrique, ils se transforment en chlorure de plomb soluble; pour Miahle, les sels de plomb, en présence des chlorures alcalins de l'économie, se transforment en chlorure de plomb, qui se combine avec le composé alcalin de nouvelle formation pour constituer un chlorure double plus soluble que le chlorure simple; pour M. Ar-

---

Layet, *Gaz. hebd. de Bordeaux*, septembre 1880.

chambault, les sels de plomb solubles seraient absorbés tels quels, sans subir de transformation, les sels insolubles seuls seraient transformés en lactates par l'acide lactique du suc gastrique.

Quoi qu'il en soit, les sels de plomb ainsi solubilisés passent dans la circulation où ils se transforment en albuminates de plomb aux dépens des matières albumi- noïdes du sang (Burklem, Clarus, Lewald). Une partie s'élimine alors par les émonctoires naturels, tandis que l'autre se fixe dans les divers tissus ou organes, où les procédés et réactifs chimiques en décèlent la pré- sence. D'après les recherches de Mayençon et Bergeret[1], le plomb absorbé se localiserait surtout dans le foie et la rate; dans presque tous leurs examens, ces deux or- ganes en contenaient des proportions considérables. Pour Heubel, ce serait le tissu osseux qui en renfermerait le plus, le carbonate de plomb pourrait même s'y substituer au carbonate de chaux (Lewy); puis viendraient le foie, les reins, le système nerveux, les muscles et le sang. De ses recherches Güsserow, avait conclu que le plomb imprégnait surtout les muscles. La présence du plomb dans tous les tissus est donc un fait certain, malgré les résultats négatifs signalés par MM. Bourceret, Hurbain et Léger[2], dans l'examen des principaux organes d'un saturnin.

C'est de cette imprégnation de l'organisme entier par l'agent métallique que résultent les accidents qui consti- tuent l'intoxication saturnine chronique.

Les manifestations pathologiques de l'action nocive du

<hr>

[1] Mayençon et Bergeret, *Lyon Médical*, 1873.
[2] Bourceret, Hurbain et Léger, *Arch. de physiologie*, 1877.

plomb sur les divers organes et tissus sont connues depuis longtemps ; mais l'histoire à la fois clinique et didactique de cette intoxication, la nature des accidents, leur filiation, leur origine commune, en un mot, la synthèse du saturnisme chronique n'ont été bien mises en lumière que dans le remarquable travail de M. le professeur Renaut auquel nous ferons de nombreux emprunts [1].

Le saturnisme est constitué par un empoisonnement de l'organisme entier, empoisonnement à évolution lente, insidieuse et perfide, se traduisant à intervalles irréguliers par des crises et des accidents variés. La plus fréquente de ces manifestations, la première en date le plus souvent, est constituée par la colique de plomb ; elle ouvre, en général, le cortège des accidents ultérieurs qui surviendront soit du côté du système musculaire, soit du côté du système nerveux. C'est le premier appel de l'organisme en détresse, le premier signe indiquant en quelque sorte la saturation de l'économie par les composés plombiques.

Le but de ce travail est surtout l'examen du meilleur mode de traitement de la colique saturnine, la démonstration des heureux effets de la belladone. Mais avant d'entreprendre cette étude, après avoir rappelé en quelques mots le mécanisme de l'intoxication, nous devons passer en revue l'appareil symptomatique de cette affection et dire ce que nous pensons de sa nature et de sa physiologie. Nous regrettons que le temps ne nous ait pas permis de faire quelques recherches expérimentales pour confirmer notre opinion.

---

[1] Renaut, *De l'intox. sat. chronique*, Thèse d'agrég., Paris, 1875.

On ne saurait mieux comparer l'étiologie de la colique saturnine aux phénomènes de sursaturation si fréquents dans l'histoire de la chimie. Une solution incolore d'un sel, du sulfate de soude par exemple, à l'état de sursaturation ne traduit cet état particulier par aucun caractère appréciable à la vue. Si dans cette solution on vient à laisser tomber une faible parcelle du même sel à l'état solide, aussitôt tout le liquide se prend en une masse cristalline. De même chez le saturnin, il arrive un moment où l'organisme entier est saturé par le corps métallique, aucun signe extérieur ne venant révéler cet état particulier. Dans ces conditions, si l'absorption de l'agent toxique se produit, si l'élimination ordinaire est brusquement diminuée d'une quantité même très faible, si, sous l'influence d'une cause quelconque, la réserve métallique accumulée dans les tissus repasse dans le sang, l'équilibre est détruit et les accidents éclatent. (Renaut).

Les causes prochaines de la rupture de l'équilibre consistent surtout (Pauvert) [1] dans les excès alcooliques, soit que l'alcool diminue l'élimination du plomb, soit qu'il se transforme facilement en acide acétique ; dans l'usage des aliments et boissons acides (fruits verts, cidre, vinaigre, vin acide), les acides organiques détruisant la combinaison insoluble d'albuminate de plomb pour la transformer en acétate soluble qui pénètre dans la circulation en proportion telle que l'organisme est intoxiqué.

L'absorption lente, continue, à faibles doses des composés plombiques crée une sorte d'imprégnation de l'éco-

---

[1] Pauvert, *Contr. à l'étude de la col. de plomb.* Thèse Paris, 1877.

nomie entière qui se traduit par deux sortes d'accidents. Les uns sont à marche longue, insidieuse : le métal agit sourdement sur les divers éléments des tissus pour ne révéler son action que lorsque les désordres et les lésions sont très avancés, souvent irrémédiables. Telles les paralysies musculaires, l'amaurose, la néphrite, l'encéphalopathie saturnine ; les autres, la colique par exemple, surviennent brusquement et disparaissent de même. Ce sont de véritables accidents aigus, analogues à ces poussées inflammatoires franches et de courte durée, éclatant pendant le cours d'une phlegmasie chronique. Telle est la raison pour laquelle la colique peut survenir à toutes les périodes de l'intoxication, récidiver souvent, ne se montrer qu'après l'apparition d'autres accidents chroniques et réclamer une médication toute différente.

La colique de plomb ne survient pas brusquement. En général elle est précédée de quelques prodromes généraux consistant en diminution de l'appétit, fétidité de l'haleine, rareté et difficulté des garde-robes, douleurs intestinales légères et fugaces, aptitude moindre au travail. Si, malgré cet avertissement de l'organisme, en quelque sorte en état d'équilibre instable, le patient n'interrompt pas son travail et ne commence pas un traitement approprié, les accidents s'aggravent rapidement et la colique éclate avec tous ses caractères.

Outre l'aggravation de la dyspepsie et l'apparition des nausées, des vomissements, les douleurs intestinales arrivent à leur acmé, s'irradient aux organes voisins, à certaines régions, à certains groupes musculaires. Le malade s'agite et se tord dans son lit ; si par intervalle les souffrances s'atténuent, à ces instants de calme succèdent

des paroxysmes terribles. Se lève-t il pour changer de
position ou satisfaire quelque faux-besoin, on le voit
marcher le corps plié en deux, les mains comprimant
l'abdomen, si toutefois les douleurs de la plante des pieds
ou les souffrances que font naître les moindres essais
de contraction musculaire ne sont pas un obstacle à toute
tentative de locomotion. Le faciès se grippe et le visage
prend son teint pathognomonique. A ce moment, c'est
évidemment la douleur qui domine la scène, c'est le
symptôme dont le patient réclame avec instance et prière
le soulagement, c'est la première indication que doit
remplir tout mode de traitement.

Ces phénomènes douloureux sont-ils sous la dépendance directe du système nerveux, influencé par l'agent
toxique, ou résultent-ils de contractions musculaires ?
Tanquerel des Planches attribue la sensibilité **exagérée**
de certains groupes musculaires, cuisse, mollet, bras,
nuque, à la contracture fibrillaire des muscles de ces
régions et l'assimile à celle que l'on observe dans la
crampe du mollet, par exemple. Les coliques sont attribuées par Desbois de Rochefort à la distension exagérée
des tuniques intestinales par les gaz auxquels la contracture du sphinctere anal ferme toute issue ; par d'autres
(Mérat, Hoffmann) à la pression que les parois du tube
digestif contracturé exercent sur les matières ovillées
qu'il contient ; pour beaucoup d'auteurs, Tanquerel des
Planches entre autres, elles dépendraient du système
sympathique.

On peut aussi, quoique cette interprétation n'ait pas
encore été donnée, l'expliquer par la compression que
fait subir aux plexus nerveux si riches et délicats des

tuniques intestinales, la contracture pasmodique des fibres lisses de l'intestin.

Cette contracture, outre la douleur, rend compte de la constipation opiniâtre qui l'accompagne et cède avec elle. La constipation n'est pas due à la contracture douloureuse des muscles abdominaux qui s'oppose au phénomène de l'effort nécessaire à la défécation (Villette)[1], car cette rétraction des parois abdominales n'est pas constante, alors que l'absence de selles se produit toujours. Elle ne nous semble pas due non plus à l'atonie, à la parésie du tube digestif par arrêt des mouvements péristaltiques de l'intestin sous l'influence du trisplanchnique, car le ballonnement du ventre serait la règle. Sa véritable cause nous semble résider dans la contracture spasmodique des tuniques musculaires très sensibles de l'intestin. C'est l'opinion qu'a soutenue Guéneau de Mussy[2], l'opinion à laquelle se rallie M. le professeur Renaut : « On se refuse difficilement à l'idée qu'il existe dans la colique de plomb une contracture spasmodique de l'intestin sur les éléments duquel d'ailleurs le plomb semble se fixer directement (Gubler et Quevenne) à l'état de sulfure. »

Les douleurs de la colique de plomb, quelquefois primitives, sont le plus souvent secondaires et consécutives à des contractures fibrillaires, comme le démontre l'analyse des divers symptômes. Cette affection consiste donc, dans son essence, en phénomènes de contractures.

De ces contractures les unes sont très nettes, très sensibles à la vue et à la palpation, telle que la rétraction

---

[1] Villette, *Des myosalgies sat.* Thèse, Lille, 1879.
[2] Guéneau de Mussy, *Clinique*, t. Ier, p. 310.

des parois abdominales avec l'hyperesthésie qui l'accompagne souvent et les points de sensibilité plus vive décrits par le D Faisnel[1] au niveau des insertions tendineuses des muscles abdominaux, douleurs tendineuses qui constituent au niveau des jointures les phénomènes d'arthralgie; car l'articulation elle-même est complètement indemne. Les douleurs de la vessie, le ténesme vésical sont aussi le résultat du spasme, de la contracture des fibres lisses de cet organe ou du muscle de Wilson. L'utérus lui-même est influencé; on trouve signalé dans l'ouvrage de Tanquerel un cas de suppression brusque et complète des menstrues au moment d'une crise de colique saturnine. Ce phénomène dépend moins de la contracture des fibres lisses de l'utérus venant obturer les vaisseaux que du retrécissement spasmodique des canaux sanguins eux-mêmes.

Les fibres cardiaques elles-mêmes participent à cet état général de contracture : les bruits du cœur sont plus secs, plus sonores; le deuxième temps aortique est souvent plus retentissant qu'à l'état normal. Küsmaul et Maier ont signalé une rigidité des fibres du myocarde allant presque jusqu'à la contracture (Renaut).

D'ailleurs les preuves les plus nettes de l'existence de ces contractures des fibres lisses, des fibres striées et des fibres en réseau nous sont fournies par l'étude des phénomènes que l'action du plomb produit sur le système circulatoire, par les modifications qu'elle lui imprime. Cette contracture des fibres lisses des vaisseaux est indéniable, car, outre l'importance des divers signes cliniques

---

[1] A. Faisnel, *Coliq. sat.* Thèse Paris, 1880.

par lesquels elle se traduit, la réalité de son existence est confirmée par la nature, la forme et l'interprétation des tracés sphygmographiques.

Au point de vue purement clinique, cette contracture des capillaires, des artérioles ;est un fait acquis à l'observation. Lorsqu'on examine la peau d'un saturnin au moment d'une crise de colique, on voit que la teinte spéciale, la couleur terreuse n'est pas le fait de l'hypoglobulie seule. Pourquoi la peau, à ce moment, fortement rayée avec l'ongle ou un corps dur ne rougit-elle pas, ou ne prend-elle qu'une teinte à peine rosée, sous forme d'une traînée très étroite et très lente à se produire, comme l'enseigne M. le professeur Bondet? Pourquoi les veines, en dehors des nodosités signalées par Hitzig sont-elles moins prononcées et moins visibles qu'à l'état normal, en quelque sorte déprimées et enfoncées dans les téguments sur lesquels elles faisaient auparavant saillie, comme l'ont déclaré nos malades? Pourquoi la peau est-elle sèche, anesthésiée par places, anesthésie cédant au frottement (Gubler) et la transpiration presque supprimée et si rare?

A quoi tiennent tous ces phénomènes sinon à la contracture des fibres lisses des vaisseaux? Cette contracture a pour conséquence immédiate, en diminuant l'élasticité artérielle, de ralentir la circulation (le pouls descend à 50 et 40 pulsations par minute) d'après les lois physiques bien connues de la circulation des liquides dans les tuyaux élastiques. D'où la diminution des échanges organiques, l'intensité moins grande des combustions et en dernière analyse l'apyrexie et même l'abaissement de 2 à 3 dixièmes de la température au-dessous de la normale. L'urée elle-même est notablement diminuée dans le cours de cette affection (Bouchard) [1].

Ce ralentissement de la circulation, outre la rigidité et la perte d'élasticité des parois, est aussi lié à l'altération du liquide qui les remplit. Les globules rouges, modifiés dans leurs dimensions comme dans leur nombre (Malassez [2]) deviennent plus volumineux, 9 μ., 9 μ. 50 au lieu de 7 μ., et traversent plus difficilement les capillaires étroits. Le mélange d'un composé plombique au serum ralentit aussi la vitesse de la circulation. (Potain.)

Cette contracture des vaisseaux s'oppose aux phénomènes d'exsudation, de diffusion, d'issue des parties solides et aqueuses hors de leurs canaux naturels, d'où probablement la cause prochaine de la diminution de la diurèse et de l'abaissement considérable de la quantité d'urine émise, malgré l'augmentation de tension de la masse sanguine. De cette rétraction des artérioles dépend aussi la diminution de volume du foie, organe essentiellement vasculaire, diminution qui s'observe presque toujours dans la colique saturnine et qui disparaît très souvent avec elle.

Cette contracture, cette rigidité des parois vasculaires est très évidente sur les artères superficielles. Si l'on palpe la radiale, on a sous le doigt la sensation d'un cordon dur, saillant, arrondi, « d'un fil de fer. » (Stoll.) Cet état n'est que momentané, ne correspond pas à une altération des tuniques qui survient plus tardivement, car il disparaît avec les autres symptômes de la colique .

Le sphygmographe confirme, par la forme des tracés, cette contracture des fibres lisses. Le pouls est lent, dur,

---

[1] Bouchard, *Mém. de la Soc. de biologie*, 1873.
[2] Malassez, *Mém. de la Soc. de biologie*, 1873.

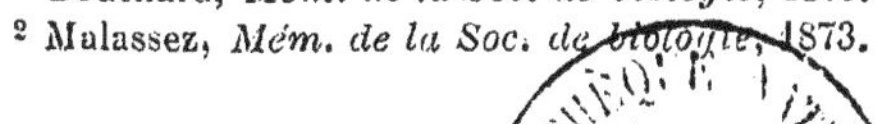

tendu et récurrent. Ce dernier caractère, que nous avons constaté d'une façon très nette chez la plupart de nos malades, n'est signalé nulle part. Pour quelques auteurs, le pouls serait petit, mou, facilement dépressible (Jaccoud). Chez aucun de nos malades ces conditions n'ont été réalisées.

La forme des tracés est pathognomonique ; elle appartient, pour ainsi dire d'une manière exclusive, à la colique saturnine ; elle a, dans cette affection, une valeur de diagnostic considérable ; elle jette un certain jour sur sa nature (J. Teissier)[1]. La ligne ascensionnelle est courte, inclinée ; le sommet présente deux ou trois rebondissements ou ressauts très nets, qui donnent à la pulsation le caractère tricrote, quelquefois polycrote. Mais le plus souvent, ce sommet forme un plateau assez étendu, présentant les ressauts décrits plus haut. La ligne de descente est très allongée, rectiligne, souvent finement tremblée, par suite de trémulations musculaires imperceptibles.

Si les divers auteurs sont d'accord sur les caractères du tracé, il n'en est plus de même quand il s'agit d'en donner une interprétation physiologique. En effet, tandis que MM. Marey, Lorain, attribuent le tricrotisme à une anomalie dans la contraction ventriculaire du cœur, due à l'action tétanisante du plomb sur le myocarde, Henle, Hitzig, MM. Chauveau, Bondet et J. Teissier pensent que ces ressauts indiquent simplement une difficulté de la diastole artérielle qui se fait en plusieurs temps. Cette difficulté résulte de l'état spasmodique, de la contracture de la tunique musculaire des artères qu'elle concourt à

---

[1] J. Teissier, *Association française*, 1876.

prouver. Ce spasme, par le rétrécissement qu'il produit, augmente la tension vasculaire, augmentation qui a pour effet immédiat le ralentissement des battements du cœur (Chauveau)[1].

Telle est la théorie que l'on peut dire française. L'École allemande, Franz Riegel, Frank, Bardenhewer ont donné une interprétation et une pathogénie différentes. Heubel[2] croyant avoir démontré, contrairement aux travaux de Güsserow, que le plomb ne se localise pas dans les muscles et fibres lisses, et n'est pas dès lors la cause immédiate et directe de la colique et de la paralysie saturnines, ne voyait dans toutes ces modifications de l'appareil circulatoire que des manifestations secondaires dues à des réflexes dont l'origine se trouve dans l'excitation du trisplanchnique.

Pour Franz Riegel[3], la question repose sur la connaissance de la façon dont procède l'intoxication : produit-elle d'abord la douleur et par réflexe la tension vasculaire, ou bien cette dernière est-elle le phénomène initial d'où résulte la douleur ? La souffrance n'est pas la cause de l'augmentation de tension, car si l'on fait au malade une injection de morphine, la douleur est calmée, mais la tension vasculaire exagérée persiste et reste la même. Si, au contraire, on lui fait respirer du nitrite d'amyle (Riegel, Frank)[4], aussitôt le pouls s'abaisse, et les douleurs cessent le plus souvent. Si l'on interrompt les inhalations, aussitôt la tension remonte et

---

[1] Chauveau, *Association française*, 1876.
[2] Heubel. Berlin, 1871, *Schmid's Yarh'bücher*, 1871.
[3] Franz Riegel, *Deutsch. Arch. f. kliniq. Méd.*, 1878.
[4] Frank, *Berlin, Kliniq. Wochens*, 1875.

les souffrances reviennent. Ils concluent de ces expériences que la douleur est corrélative à l'augmentation de tension et que l'une et l'autre sont sous la dépendance d'une même excitation; « la tension vasculaire étant produite par l'action des vaso-moteurs, le plomb agirait sur ces nerfs et non sur les fibres lisses des artères. » (Fr. Riegel.)

Bardenhewer [1], qui a repris ces expériences avec la pilocarpine dont l'action, identique à celle du nitrite d'amyle, est plus certaine et durable, arrive aux mêmes conclusions.

Harnack[2] a donné dernièrement une théorie différente. D'après cet auteur, la colique saturnine résulterait de l'excitation par le plomb des ganglions logés dans les parois intestinales, d'où contracture généralisée de l'intestin. Cette contracture aurait pour effet l'accumulation d'une plus grande quantité de sang dans les autres départements circulatoires, d'où l'augmentation de pression intra-vasculaire et le ralentissement du pouls.

Tel est l'état actuel des travaux sur ce sujet. La question de la pathogénie de la colique de plomb est loin d'être résolue. Nous ne voulons pas nous prononcer pour l'une ou l'autre de ces théories et encore moins trancher la difficulté. Une discussion plus longue excèderait les limites de ce modeste travail. De cet exposé incomplet et rapide, nous ne concluerons qu'à la constatation d'un fait, la contracture des fibres lisses des artères, sans nous prononcer pour son origine nerveuse ou locale, par l'action directe du plomb.

[1] Bardenhewer, *Berl. Kliniq. Wochens*, 1877.
[2] Harnack, *Aroh. f. exper. path. und pharm.*, 1878.

D'ailleurs, si de tous les tissus de l'organisme, ce sont les muscles qui renferment la plus petite quantité de plomb, on n'est pas en droit de conclure, nous semble-t-il, que ce métal ne doit pas avoir d'action directe sur ces éléments contractiles. De même que dans tout empoisonnement, la gravité des accidents ne dépend pas de la quantité de substance toxique ingérée, mais seulement de celle qui est absorbée ou absorbable, de même les lésions d'un tissu peuvent ne pas être en rapport direct avec la quantité de l'agent altérant ; tout dépend de la susceptibilité propre de ce tissu, de la façon dont il réagit contre le corps étranger.

Quoi qu'il en soit, l'étude des principaux éléments de la colique saturnine, surtout celle des modifications circulatoires, nous démontre que cette affection n'est pas simplement une myosalgie abdominale (Briquet, Villette). D'ailleurs, elle peut se produire sans qu'il existe de rétraction ou de contracture des muscles abdominaux ; encore faudrait-il expliquer cette action en quelque sorte élective du plomb sur ce groupe musculaire. Aussi cette théorie a-t-elle été combattue par MM. Gubler, Guéneau de Mussy, Vulpian, etc., etc.

De même pour les théories qui admettaient la nature inflammatoire de cette affection. Les caractères des tracés, l'apyrexie, l'absence de toute lésion phlegmasique de l'intestin s'opposent à une pareille conception pathogénique.

En résumé, pour nous, la colique saturnine n'est qu'un épiphénome aigu, survenant dans le cours d'une intoxication lente et chronique. Elle consiste en symptômes douloureux et en contractures spasmodiques des diverses sortes de fibres musculaires (fibres lisses, striées et en réseaux). Les spasmes se généralisent à tous les appareils, organes ou tissus dans la constitution desquels entre cet élément contractile. De là résultent, au point de vue thérapeuthique, l'insuccès et souvent l'inutilité des médications qui ne s'adressent qu'à l'un des organes ou appareils intéressés. A cette affection, atteignant tout l'organisme, il faut une médication dont l'influence se fasse sentir sur tous les points de l'économie et lutte contre ces deux éléments essentiels : l'élément douloureux et l'élément spasmodique.

Ceci nous prouve combien l'expression de colique de plomb employée pour désigner cet appareil symptomatique est impropre et incomplète, en ce sens qu'elle n'évoque à l'esprit que l'un des côtés de l'affection, la douleur abdominale et la constipation ; et dirige vers ce point seul toutes les forces du traitement. Il faudrait trouver ou créer une dénomination particulière, plus conforme à l'interprétation scientifique des symptômes de cette maladie ; dénomination qui pût indiquer cet état de contracture et de spasme, en quelque sorte tétaniques, des éléments musculaires et contractiles.

Nous avons intentionnellement laissé dans l'ombre beaucoup de points intéressants relatifs à la symptomatologie et au diagnostic de cette affection, pour limiter nos recherches à son traitement. Ces quelques considérations n'on qu'un but : légitimer l'emploi de la belladone par l'exposition des vues théoriques qui plaident en faveur de son administration.

CHAPITRE II

EXPOSÉ CRITIQUE DES DIVERS MODES DE TRAITEMENT
DE LA COLIQUE DE PLOMB

Il est peu d'affections dans lesquelles les modes de traitement les plus divers aient été proposés, où la thérapeutique ait ainsi tâtonné. Ces tâtonnements multiples indiquent combien la nature de l'affection à combattre est encore inconnue. A une maladie simple, bien définie correspond en général un traitement de même nature. Or, si la symptomatologie de la colique saturnine est bien connue et bien décrite par tous les auteurs, il n'en est plus de même lorsqu'il s'agit d'en interpréter le mécanisme et la *physiologie pathologique*. Les théories pathogéniques les plus diverses ont eu cours dans la science ; à chacune d'elles à correspondu un mode de traitement différent, suivant que leur promoteur envisageait de telle ou telle façon la prédominance de quelque symptôme. On peut ajouter aussi qu'il n'existe pas d'autre maladie dont les médications aient été vantées avec autant d'enthousiasme par leurs partisans et attaquées avec autant d'acharnement par leurs détracteurs.

Mais par cela même que la cause directe de la colique de plomb tombe sous les sens (l'action du plomb sur l'organisme), que les symptômes auxquels donne lieu son absorption sont bien tranchés et bien nets, que les indications paraissent bien établies, tous les agents thérapeutiques préconisés, tous les modes de traitement peuvent être classés d'une façon méthodique, de manière à constituer six grandes catégories de médications. Ce sont les méthodes :

1° Évacuantes ;

2° Antiphlogistiques ;

3° Électriques ;

4° Chimiques ;

5° Éliminatrices ;

6° Calmantes.

C'est à l'étude de ces divers modes de traitement, et dans l'ordre indiqué, que sera consacré ce chapitre.

Médication évacuante

En présence d'une affection, dont l'un des symptômes dominants est la constipation, constipation opiniâtre à laquelle le patient rapporte les souffrances qui le torturent, l'emploi des agents thérapeutiques capables de rétablir les fonctions intestinales dans le plus grand nombre des cas, semble indiqué pour amener le soulagement et la guérison. Aussi les anciens auteurs, Celse, Dioscoride, Avicenne, alors même qu'il ignoraient la véritable cause des accidents ou tout au moins ne possédaient que des idées vagues et inexactes sur la physiologie pathologique de la colique de plomb, cédant aux supplications des malades ou se guidant sur l'appareil symptomatique, administraient indifféremment et sans règle fixe les évacuants sous leurs deux modes principaux, les vomitifs et les purgatifs. Mais ce ne fut qu'au commencement du dix-huitième siècle que cette médication fut érigée en méthode et vulgarisée à l'hôpital de la Charité par des religieux venus d'Italie. Sous le nom de *macaroni*, ils administraient aux saturnins un mélange de verre d'antimoine et de sucre pulvérisés.

Les succès que donna cette médication lui permit de résister aux attaques des adversaires de l'antimoine; elle continua d'être employé sous le nom de *mochlique*, par les médecins de la Charité; peu à peu, elle se transforma et subit certaines modifications au point de vue des indications à remplir. Mais, en même temps que sa formule devint plus compliquée, son administration fut en quelque sorte réglementée d'une façon mathématique comme il est facile d'en juger d'après la description que Desbois de Rochefort et de Mérat nous en ont laissée.

« Le jour d'entrée du malade, ou le lendemain à la visite on donne de suite le *lavement purgatif des peintres* ainsi composé :

Feuilles de séné. . . . . 16 gr.

Faire bouillir dans un litre d'eau et ajouter à la décoction :

Sulfate de soude . . . . 16 gr.
Vin émétique. . . . . 125 gr.

« Dans la journée, on donne l'eau de casse avec les grains dont voici la recette :

Eau de casse simple.. . . . . 1,000 gr.

    Pour l'obtenir, on fait bouillir :

Casse en bâton concassée . . . . 63 gr.
Eau. 2 livres.

    Et on ajoute à la décoction :

Sel d'Epsom. . . . . 31 gr.
Emétique. . . . . 0,25 centigr.

« Quelques fois on ajoute si la maladie est grave :

Sirop de nerprun . . . . 31 gr.
Ou confection hameck. . . . . 8 gr.

« Le soir à 5 heures, on donne le *lavement anodin*, fait avec :

Huile de noix.. . . . . 187 gr.
Vin rouge. . . . . 375 gr.

« Et à 8 heures du soir, on administre encore un gros et demi de thériaque dans laquelle on incorpore ordinairement un grain et demi d'opium, ou un gros seulement des deux substances.

« Le deuxième jour on prescrit *l'eau dite bénite* ainsi composée :

Tartre stibié. . . . . 0,30 centigr.
Eau tiède. . . . . 250 gr.

« A prendre en 2 fois à 1 heure de distance.

« Quand le malade a vomi on lui donne le reste du jour la boisson suivante ou *tisane sudorifique* :

Gayac. . . . . 31 gr.
Squine. . . . . 31 gr.
Salsepareille. . . . . 31 gr.

« Faire bouillir pendant 1 heure dans 1500 gr. d'eau commune et ajouter :

Sassafras.	31 gr.
Réglisse	16 gr.

« Faire bouillir légèrement et passer.

« Le soir à 5 heures le lavement anodin et à 8 heures la thériaque avec l'opium.

« Le troisième jour, on donne la tisane laxative qui suit :

Tisane sudorifique simple	1,000 gr.
Séné.	31 gr.

« A prendre en quatre fois dans la matinée.

« Dans le restant de la journée, la tisane sudorifique simple ; le soir à 4 heures le lavement purgatif des peintres ; deux heures après, le lavement anodin ; enfin à 8 heures la thériaque avec l'opium.

« Le quatrième jour, on a administre le *purgatif des peintres*, ainsi formulé :

Infusion de séné.	187 gr.

« Qui se fait avec deux gros de sené et huit onces d'eau, qu'on réduit à six, par l'ébullition et on ajoute :

Sel de Glauber.	31 gr.
Jalap en poudre.	4 gr.
Sirop de nerprun	31 gr.

« On aide l'action du purgatif, par la tisane sudorifique simple ; à 5 heures, le lavement anodin et à 8 heures du soir, la thériaque et l'opium.

« Le cinquième jour, la tisane sudorifique laxative ; le soir à 4 heures, le lavement purgatif ; à 6 heures, le lavement anodin ; à 8 heures, la thériaque avec l'opium.

« Le sixième jour, on revient au traitement du quatrième jour.

« Le septième jour, tisane sudorifique laxative, tisane sudorifique simple, lavement purgatif, lavement anodin, thériaque et opium.

« Ordinairement alors les malades sont guéris. S'il en était autrement, si les douleurs persistaient, on réitérerait le purgatif, une, deux ou trois fois de plus, en observant d'ailleurs la même conduite que les quatrième et sixième jours. Dans les jours intercalaires, on se comportera comme les troisième et cinquième jours.

« On insiste sur l'usage de la tisane sudorifique même plusieurs jours après que le malade est guéri.

« Dans les circonstances rares où les malades ne vomissent ni n'évacuent les purgatifs administrés, on emploie les bols purgatifs suivants :

Diagréde.	0,55 centigr.
Racine de jalap.	0,55 centigr.
Gomme gutte.	0,65 centigr.
Confection hameck.	6 gr.
Sirop de nerprun.	q. s.

« Pour 12 bols, un toutes les deux heures.

« Pendant le traitement on doit prescrire une diète sévère, durant les deux ou trois premiers jours ; on augmente ensuite graduellement les aliments. »

En résumé le traitement de la Charité se propose un triple but : 1° Vaincre la constipation par les lavements purgatifs et les cathartiques ; 2° éliminer le plomb, par ces mêmes agents, les vomitifs et les sudorifiques ; 3° calmer les douleurs au moyen des opiacés. Sans entrer dans une longue discussion, nous pouvons dire à priori et nous le démontrerons plus tard, que certains de ces médicaments n'ont aucune action sur l'élimination de l'agent toxique. En second lieu, le médecin dispose de moyens thérapeutiques plus actifs pour réaliser les autres indications. L'on reproche surtout à ce mode de traitement, son excessive complication et la multiplicité des prescriptions. Le patient n'a pas un instant de repos. Cette succession indéfinie de vomitifs, purgatifs, tisanes, etc., etc., n'aggrave-t-elle pas le mauvais état des voies digestives, état qui se traduit déjà par des nausées, des vomissements ? Est-ce une saine thérapeutique, celle qui fixe au praticien jour par jour, heure par heure, la conduite à tenir ; qui supprime son initiative, et enchaîne sa liberté d'action ; qui lui confie le traitement d'une affection et lui interdit en même temps de tenir aucun compte du malade, au point de vue des susceptibilités individuelles, des nouvelles indications qui peuvent surgir ? Même suivi à la lettre et appliqué dans toute sa rigueur (et l'on a prétendu que c'étaient là les seules conditions de succès), le traitement de la Charité, dans les cas heureux, n'amène la cessation des coliques que vers le sixième jour, et le retour des selles le quatrième. Aussi, ses partisans les plus fidèles, reconnaissant eux-mêmes les inconvénients, d'une médication si compliquée, se sont efforcés d'en rendre la pratique plus simple.

D'un commun accord on a renoncé aux vomitifs, à l'émétique. Alors, les uns ont eu recours simplement aux purgatifs, les autres s'en sont tenus aux lavements purgatifs seuls, à cause de l'intolérance gastrique ; la plu-

part ont adopté des méthodes mixtes associant aux cathartiques, soit des calmants, soit des agents chimiques.
Dans ces conditions, il est bien difficile de reconnaître et
d'attribuer la part exacte qui revient à chacun d'eux dans
les succès obtenus.

Les divers médicaments, capables de rétablir les fonctions intestinales, momentanément interrompues, ont été
successivement prônés et appliqués d'une façon, plus ou
moins heureuse. De l'examen des faits, épars dans les auteurs, on peut conclure que les laxatifs, les purgatifs
doux, tels que l'huile de ricin, les sels de magnésie, de
potasse ou de soude, les eaux minérales purgatives (Sedlitz, Püllna) n'ont donné de résultats favorables, que
dans les cas de colique très légère, ou bien administrés
à la fin de la colique, alors que l'état de contracture spasmodique de l'intestin avait été notablement influencé par
d'autres agents thérapeutiques. Pour peu que l'affection
soit intense, les drastiques seuls ont quelque action: tels
sont la scammonée, le jalap, sous forme d'eau-de-vie
allemande à haute dose, et enfin l'huile de croton préconisée par Kinglake, Rayer, Andral et Tanquerel des
Planches.

Pour ce dernier, ce serait, à la dose d'une goutte le
matin, dans une cuillerée de tisane, d'huile de ricin, ou
bien incorporée dans un lavement, dose que l'on répète le
soir, si aucun soulagement ne s'est produit dans la journée, la purgation la plus active dans la colique saturnine ;
car l'huile de croton « remplace avantageusement la médication mise autrefois en usage par nos pères, tant sous
le rapport de la supériorité comme moyen thérapeutique
que sous le rapport de la facilité de son administration.

Cependant elle n'est point un médicament spécifique de la colique de plomb [1]. »

En effet, les insuccès sont assez nombreux, les rechutes fréquentes, la durée de la maladie peu abrégée, six à huit jours en moyenne d'après les observations de Brachet. Il se produit quelquefois des phénomènes d'intolérance et d'irritation gastriques tels que nausées, vomissements, sensation de chaleur à l'épigastre... Si l'on ne se hâte alors de cesser l'emploi de l'huile de croton, il est à redouter des phénomènes inflammatoires du côté des organes digestifs. Combien plus à craindre est cette complication si la dose est progressivement portée à 20 gouttes dans la journée, comme le recommande Bò, de Genève. Toutefois, d'après, les travaux de Dassier, Legroux, Brachet, l'huile de croton, malgré ses inconvénients, serait encore préférable aux autres purgatifs.

Il nous resterait à étudier quel est le mode d'action de la médication purgative. Il est prouvé depuis longtemps, au point de vue de l'élimination de l'agent toxique, que les purgatifs sont sans effets. Ils sont impuissants à entraîner au dehors les particules métalliques disséminées dans tous les organes, emmagasinées en quelque sorte dans tous les points de l'organisme. Triomphent-ils de la constipation, en excitant l'hypersécrétion des glandes intestinales dont la fonction est momentanément suspendue par le fait de la contracture des vaisseaux afférents? Est-ce par l'irritation légère et superficielle qu'ils déterminent, qu'ils ont une influence en quelque sorte paralysante sur les fibres lisses de l'intestin en état de spasme et de con-

---

[1] Tanquerel des Planches, *Traité des mal de plomb*. Paris, 1839.

tracture. Ce serait là une question à résoudre, mais cette étude nous entraînerait trop loin : disons cependant que cette dernière explication nous paraît la plus vraisemblable.

La médication évacuante a rencontré des adversaires convaincus qui l'ont combattue avec des arguments très sérieux. Ils lui rapprochent, et avec juste raison, la lenteur de la guérison, la fréquence des rechutes, les complications inflammatoires, parfois consécutives à son emploi. Cette immunité des saturnins contre l'irritation consécutive aux purgations à outrance, n'est pas aussi absolue que le déclare Grisolle. Il nous suffira de citer à ce propos une observation d'Aran[1]. Il a vu survenir, à la suite des purgatifs, une entérite assez grave et quelque temps après une paralysie des extenseurs : nous avons pu nous-même en observer un cas. Aux motifs précédents il faut ajouter l'aggravation fréquente de l'état gastrique et le dégoût éprouvé par les malades. Pour ces deux raisons, ils sont rejetés très souvent, sans bénéfice aucun. Mais la principale objection réside surtout dans ce fait qu'ils ne s'adressent qu'à l'un des éléments de cet épiphénomène aigu de l'intoxication saturnine, à la constipation. Ils ne peuvent avoir d'action sur l'ensemble de l'affection sur ses principaux symptômes, tels que la douleur, les modifications fonctionnelles des organes circulatoires, etc., d'où la nécessité, pour réaliser les principales indications, de leur adjoindre d'autres médicaments.

Quelquefois même leur inefficacité est tellement absolue, qu'il est nécessaire de recourir à d'autres médications plus rationnelles.

[1] Aran, *Union médicale*, 1855.

Méthode antiphlogistique

Mettant en harmonie la pratique et la théorie, les partisans de la nature inflammatoire de la colique saturnine ont préconisé l'emploi des agents capables de lutter contre ce processus. Leur but, était d'enrayer et d'empêcher les paralysies consécutives à l'irritation des racines des nerfs spinaux, de combattre la phlogose intestinale. Deahen, Astruc, Bordeu, Tronchin, Broussais et son école représentée par Canuet, Palais, Renauldin, se sont efforcés d'ériger en méthode le traitement par les antiphlogistiques. Ayant déjà démontré la nature non inflammatoire de la colique saturnine, nous passerons rapidement sur cette méthode, dont l'indication ne se pose que dans quelques cas très rares, principalement lorsque la colique n'est pas franche et lorsqu'elle s'accompagne de quelques complications, dues à une médication trop irritante ou intempestive.

Les uns, Astruc, Bordeu, appliquant cette médication dans toute sa rigueur, préconisent l'usage des saignées générales, nombreuses et répétées. Tel ce religieux, dont parle Bordeu, qui aimait à compter les saignées par douzaines. « Après la sixième, il en fallait une septième, parce qu'il y a sept jours dans la semaine : une huitième pour faire le compte rond, puis la neuvième parce que *numero Deus impare gaudet*. » Les autres, Canuet, Renauldin, n'emploient que les saignées locales, les sangsues, en leur adjoignant cependant les purgatifs, les révulsifs (sinapismes aux membres), les bains et les opiacés.

Mettant à part l'idée pathogénique absolument erronée,

on peut se demander ce qu'il advenait des malheureux patients soumis à une thérapeutique aussi violente. Débilités souvent par des attaques antérieures, cachectisés par le fait de cette intoxication journalière et continue ralentissant les fonctions de nutrition et d'assimilation, encore affaiblis par la diminution et l'altération des globules rouges sous l'influence de la crise actuelle, les saturnins étaient encore dépouillés d'une notable quantité, souvent excessive, du liquide réparateur et nourricier.

A part ces graves inconvénients, cette méthode donnait peu de résultats. La durée du traitement était très longue, la guérison lente à venir, les rechutes et les récidives fréquentes, les insuccès encore plus nombreux. Dans les cas heureux, la guérison pouvait être attribuée à l'administration simultanée des purgatifs et des opiacés. Pour tous ces motifs, Tanquerel des Planches, après avoir expérimenté cette médication comme toutes les autres, la rejette complètement et déclare qu'elle n'a pas d'influence bien marquée sur le cours de la colique.

Il en est de même du traitement par les émollients, que l'on peut rapprocher de la médication précédente, quoiqu'il n'en présente pas les dangers. Ce traitement préconisé par Dehaen, en 1745, un siècle plus tard, Martin-Solon[1] l'appliquait de la façon suivante :

Trois lavements émollients par jour.

Cataplasmes constamment tenus sur le ventre.

Bains sulfureux et alcalins.

Deux à trois pots de tisane de racine de guimauve pure, ou coupée avec un peu de lait.

---

[1] Martin-Solon, *Bull. de thérap.* 1848.

Il a ainsi traité 22 malades, dont 12 avaient une colique d'intensité moyenne et 10 d'intensité très légère. Ils ont guéri en moyenne, du sixième au quatorzième jour ; mais 5, c'est-à-dire le quart, ont présenté des récidives ou recrudescences. Encore donnait-il concurremment quelques purgatifs, tels qu'eau de Sedlitz, huile de croton.

Les résultats fournis par ce mode de traitement sont donc peu satisfaisants, comme il est d'ailleurs facile de le prévoir, en réfléchissant à l'idée qui semble avoir guidé son auteur. Martin-Solon se proposait : « par l'abondance des boissons, de diriger vers l'émonctoire rénal la cause toxique de la maladie. » Or, l'on sait combien cette élimination du plomb par le rein est difficile ; presque nulle à l'état normal, insignifiante au moment des crises douloureuses, elle augmente cependant sous l'influence de l'iodure de potassium administré à l'intérieur.

Les liquides, l'eau principalement, ont été employés contre la colique saturnine, sinon à titre d'émollients, du moins comme agents mécaniques. C'est ainsi que Wilson, médecin de l'hôpital de Middlesex, plaçait ses malades dans un bain. Avec un clyso-pompe, il leur injectait de l'eau du bain jusqu'à ce que la résistance opposée par l'intestin, au cours des matières fécales fût vaincue par l'énorme quantité de liquide introduit. En 1875, le docteur Reisland [1] a voulu retirer cette méthode de l'oubli, par la publication d'un nouveau cas de guérison. Après avoir traité inutilement un malade affecté de colique saturnine, par l'huile de croton et l'opium à haute dose, à l'aide d'un irigateur, il injecta dans le rectum quatre litres et

[1] Reisland, *Berlin, Klinig. Wochens*, 1875.

demi d'eau simple. Quatre minutes après, une amélioration se produisit ; mais elle ne fut que momentanée et au bout de quinze minutes la douleur reparut. Nouvelle injection le lendemain, de cinq litres d'eau. Enfin, après deux nouvelles récidives, traitées de même, la guérison fut obtenue après sept jours de traitement.

Le docteur Reisland, rapporte ce seul cas, sans donner d'autre explication. Il nous semble que l'eau dans ces circonstances n'agit pas en entraînant les particules métalliques en contact avec les parois intestinales ; elle n'a d'action que par sa masse et triomphe de la contracture des fibres lisses de l'intestin par l'excès même de la distension à laquelle celles-ci sont brusquement soumises. C'est un phénomène du même ordre que la guérison de la contracture du sphincter anal dans le cas de fissure, sous l'influence d'une dilatation exagérée. Ce mode de traitement, peu expérimenté, n'est peut-être pas sans danger.

Méthode électrique

Cette méthode, moins ancienne que les précédentes, a été instituée et mise en honneur par Briquet[1] en 1850. Pour lui, la faradisation des muscles abdominaux est le seul traitement rationnel de la myosalgie saturnine. Il se sert, dans ce but, des appareils de Duchenne ou de Morin et Legendre. Appliquant le conducteur à éponge sur un point de la surface cutanée, il promène sur toute l'étendue de la région abdominale le pinceau métallique ; il l'incline

---

[1] Briquet, *Arch. gén. de Médecine*, 1858.

au début, pour le présenter à la fin de l'opération, perpendiculairement à la peau.

Sur 42 malades ainsi traités, 24 ont vu leurs douleurs disparaître en une seule séance, 10 en 2 séances, 7 en 3 séances, le dernier à la quatrième. L'appétit revient le lendemain, les vomissements se calment un ou deux jours après : la constipation cède quatre jours après la cessation des douleurs.

Tels sont les résultats donnés par l'électrisation. Il est vrai qu'en même temps est prescrit un traitement médicamenteux ainsi composé : bains sulfureux le premier jour et répétés tous les 2 jours ; un à 2 litres de limonade sulfurique et une potion gommeuse contenant de 2 à 4 grammes d'alun. Dans la journée, enfin, une pilule de 0,04 d'extrait d'opium. « C'est, ajoute Briquet, un traitement médicamenteux très simple ; il n'a pas été administré un atome de substance purgative. » Les faits démontrent bien que la colique de plomb guérit sans purgatifs, mais l'opium n'entre-t-il pas pour quelque part, au moins autant que la faradisation, dans le soulagement des douleurs.

Le docteur Villette, dans sa thèse inaugurale fort remarquable, a pris la défense des théories de Briquet, déjà fort ébranlées par des attaques nombreuses et successives. Il préconise le même traitement et l'applique de la façon suivante : il électrise les muscles abdominaux pendant un temps variant de 30 secondes à 3 minutes avec l'appareil Chardin, dont il ne prend que quelques fils écartés et recourbés, de manière à n'agir que par leur pointe. Cette électrisation est suivie d'une amélioration notable, mais le soir les douleurs réapparaissent, quoique moins violentes. Le lendemain, nouvelle séance. Si les douleurs reviennent encore, même traitement et sinapismes. Le troisième jour, courbature générale, quelquefois rechute. En résumé, le traitement tout entier dure de 2 à 5 jours. Mais comme Briquet, il prescrit en même temps des calmants, le chloroforme et surtout les injections de morphine qui « ont calmé bien souvent la céphalalgie et procuré le sommeil. » Cet aveu montre bien l'influence des calmants dans la méthode électrique.

L'objection la plus sérieuse consisterait à dire que cette médication s'adresse seulement à l'un des facteurs de la colique saturnine. Nous avons déjà démontré, au début de ce travail, que cette affection n'est pas une simple myosalgie des muscles abdominaux. Sans entrer dans de nouvelles discussions, nous pouvons faire à cette méthode les mêmes reproches formulés par Grisolle et la plupart des auteurs : les douleurs excessives, les souffrances intolérables que provoque la faradisation. Quelques-uns des malades, dont l'observation est rapportée à la fin de ce travail, nous ont formellement déclaré, après avoir été soumis à ce mode de traitement dans leurs attaques antérieures, qu'ils préféreraient tolérer leurs souffrances qu'être traités par l'électrisation. D'ailleurs, Briquet le reconnaît et l'avoue lui-même : « La faradisation agit à la façon des révulsifs ; elle fait naître la douleur la plus vive qu'on puisse supporter,— je la crois plus forte que celle produite par le fer rouge ; — la souffrance devient telle qu'il faut un certain courage ou beaucoup de patience pour la supporter. Les hommes s'agitent et vocifèrent à un tel point qu'on en serait effrayé. » Pour appliquer un mode de traitement dans ces conditions, il faut que sa supériorité sur les autres médications soit bien démontrée. La faradisation se trouve-t-elle dans ce cas ? D'ailleurs, si elle s'accompagne d'un tel excès de douleurs, c'est au patient lui-même et non à la méthode qu'il faut s'en prendre, car Briquet a soin d'ajouter : « Peut-être l'espèce peintre en bâtiments sur laquelle j'ai opéré est-elle une espèce plus criarde et plus agitée que d'autres. » Comme on a souvent de la peine à continuer l'opération commencée, il recommande de chloroformiser le malade. Dans ce cas, les douleurs sont plutôt calmées par l'anesthésie que par le courant électrique, ainsi que nous inclinerions à le croire. En outre, est-il bien prudent, pour une affection qui cède à des moyens si simples, de faire courir au patient les risques de l'anesthésie.

Si les courants induits sont d'un emploi peu avantageux dans les accidents aigus de l'intoxication saturnine, il n'en est pas de même dans les paralysies musculaires de même origine, dont la guérison n'est obtenue que par leur intermédiaire.

Méthode chimique

Les purgatifs sont impuissants à éliminer de l'organisme l'agent toxique, ou tout au moins leur action, très limitée, ne peut s'exercer, au moment du rétablissement des selles, que sur les particules métalliques insolubles ou encore fixées sur les parois intestinales. Cette élimination directe ne pouvant s'effectuer par les moyens thérapeutiques connus, on a cherché, par des réactions chimiques appropriées, à transformer les sels de plomb solubles, imprégnant les tissus ou mêlés au liquide sanguin, en combinaisons insolubles. Si ces composés insolubles se formaient dans le tube digestif, il devenait facile de les expulser par les purgatifs ; dans le cas où cette transformation s'effectuait dans l'intimité des tissus, on pouvait croire qu'ils y resteraient fixés à l'état de corps inertes et inoffensifs.

Des moyens proposés dans ce but, les uns transforment les sels plombiques en sulfates, les autres en sulfures. Passons-les rapidement en revue.

Sulfates. — Kapeler, depuis longtemps, administrait l'alun à titre de spécifique de la colique saturnine. Les succès qu'il obtenait avec ce médicament, déjà vanté par Gratius, Percival, engagèrent Montanceix, son élève, à publier les résultats[1]. Il a préconisé ce mode de traitement, sous le nom de traitement de Saint-Antoine, par opposition au traitement de la Charité. Il le prétendait supérieur à ce dernier, « comme d'un usage plus facile et plus commode, d'un effet plus prompt et sans danger. » D'après les observations qu'il rapporte, la guérison est assez rapide, cinq à six jours en moyenne ; mais il est à remarquer qu'outre l'alun, il donne en même temps des boissons émollientes et prescrit des lavements purgatifs, souvent au nombre de deux par jour.

Brachet qui adopte les idées de Kapeler, donne simultanément l'alun et les opiacés, ces derniers à la dose de 0,05 à 0,20 par jour ; de cette façon, le soulagement s'obtient d'une façon plus prompte. Mais l'alun ne suffit

[1] Montanceix, *Arch. de Méd.*, 1828.

pas toujours à lui seul pour rétablir les selles, et la constipation se prolongeant indéfiniment, il faut donner une
purgation (Brachet).

Après de tels aveux, après les résultats négatifs, que
l'expérimentation de ce médicament a fournis à Tanquerel
des Planches, on est en droit de conclure, avec M. Manouvriez[1] que le traitement par l'alun « n'appartient plus
qu'à l'histoire des erreurs en thérapeutique. » D'ailleurs,
Kapeler, Montanceix, Brachet, refusent à l'alun la propriété de décomposer les sels de plomb et pensent qu'il
agit sur les tissus malades en vertu d'une action spéciale
qui en modifie l'état morbide.

Ce fut Gendrin qui, en étudiant ce médicament, lui
attribua une action chimique neutralisante et fit de l'acide
sulfurique, combiné dans ce sel avec l'alumine et la potasse [$KO, SO^3, Al^2 O^3 3 SO^3 + 24 HO$] l'agent actif et
en quelque sorte spécifique. Simplifiant la méthode, il
prescrivit aux malades une limonade édulcorée, contenant
par litre de 1 à 3 gr. d'acide sulfurique. Cet acide, ainsi introduit dans l'organisme devait transformer le plomb
en sulfate insoluble.

Par cette méthode, la guérison est lente et la constipation opiniâtre : l'acide sulfurique agace les dents, exas-
père l'intolérance gastrique quand il n'engendre pas à
lui seul des douleurs stomacales. De plus, son usage pro-
longé peut produire des lésions rénales (Banzolini)[2].

Mais en supposant que l'acide sulfurique pénètre en
nature dans tous les points de l'organisme, dans tous les
tissus, sans avoir déjà formé des combinaisons stables

---

[1] Manouvriez, *Dict. Jaccoud.* Art. Col. de plomb.
[2] Banzolini, *Du trait. de l'int. sat.*, Thèse Paris, 1869.

avec les diverses substances basiques qu'il est sujet à rencontrer dans ses migrations ; en admettant que les réactions chimiques s'accomplissent au sein de l'organisme, comme dans une fiole à expériences, que deviendra le sulfate de plomb ainsi formé. Non seulement ce sel insoluble ne sera pas éliminé de l'économie, mais il continuera à l'intoxiquer ; car d'après les recherches de Miahle, les composés plombiques insolubles, quoique à un degré moindre que les sels solubles, sont aussi très toxiques. C'est aussi l'avis de Melsens qui déclare que le sulfate de plomb est assez actif pour tuer en quelques semaines les animaux qui l'absorbent. Güsserow, dans ses recherches sur la présence du plomb dans les divers organes, empoisonnait ses chiens avec ce même sel. La mort survenait rapidement.

Pour toutes ces raisons, l'acide sulfurique doit être banni de la thérapeutique de la colique saturnine. On lui refuse même aujourd'hui toute utilité, comme prophylactique dans l'empoisonnement saturnin chronique : « Votre commission a pensé ne pas devoir insister sur l'usage de certaines boissons minérales préconisées pendant longtemps comme prophylactiques, de l'empoisonnement saturnin. Telles sont les limonades acides que la théorie repousse et que l'expérience condamne. » (Layet[1].)

Sulfures. — Une deuxième catégorie d'agents chimiques transforment les sels plombiques en sulfures de plomb. Tels sont les sulfures alcalins préconisés par Navier, les eaux sulfureuses, artificielles ou naturelles, dont Rayer et Chevallier recommandaient l'usage. Dans

---

[1] Layet, *Revue d'hygiène*, 1880.

le même but, MM. Sandras et Bouchardat [1] ont essayé
le sulfure de fer, sous la forme du sirop suivant :

Sirop simple. . . . .   500 gr.
Persulfure de fer. . . . .   90 gr.

à la dose de deux cuillérées à bouche par jour, tout en
déclarant que ce traitement s'adresse plutôt aux accidents
chroniques de l'intoxication saturnine qu'à la colique
elle-même.

Les résultats peu satisfaisants obtenus dans la colique
par tous ces médicaments ont fait abandonner cette méthode par ses promoteurs eux-mêmes.

D'autres praticiens distingués tels que Luzariaga,
Hahnemann, Gubler, le Dr Hillairet dans sa thèse inaugurale [2], ont beaucoup vanté le soufre administré en nature. D'après ce dernier, le soufre donné à la dose de
8 grammes par jour, en deux fois, dans du miel, serait
transformé par les liquides alcalins de l'intestin en sulfures et hyposulfites, dont une portion neutraliserait les
composés plombiques contenus dans l'intestin, tandis que
l'autre, passant dans la circulation, irait agir de même
sur les particules plombiques, en quelque sorte intersti-
tielles. Il se formerait ainsi du sulfure de plomb, consi-
déré comme insoluble et inactif, s'éliminant par les fèces,
sous l'influence du soufre non décomposé, soufre qui
possède des propriétés laxatives : l'emploi des drastiques
deviendrait inutile.

Cette hypothèse est peut-être réalisable pour le sulfure
de plomb formé dans l'intestin, mais celui qui prend

[1] Bouchardat, *Bull. de thérap.*, 1845, t. I, 49.
[2] Hillairet, *Et. clin. sur la col. de plomb*. Thèse Paris, 1866.

naissance dans les organes et la trame des tissus devra
nécessairement s'y localiser par le fait de son insolubilité.
Dès lors la méthode devient passible des mêmes objections, en partie du moins, que soulève l'administration de
l'alun et de l'acide sulfurique, car Melsens et N. Guillot
déclarent que le sulfure de plomb est aussi très toxique.
D'ailleurs le sulfure de plomb formé dans la partie supérieure des voies digestives est peut-être décomposé ; car
d'après les recherches de M. Archambault, les acides
gastriques transformeraient les sels de plomb insolubles
en composés solubles.

Si la méthode chimique neutralisante a peu d'effets
administrée à l'intérieur, comme médication externe,
sous forme de bains sulfureux, elle est un adjuvant utile.
Elle débarrasse la surface cutanée de l'agent toxique
contenu dans les cellules épidermiques. Il n'est pas prouvé
que l'absorption cutanée du plomb amène des accidents
généraux d'intoxication, mais il est certain, d'après les
recherches de M. Manouvriez [1] qu'elle peut être suivie de
phénomènes locaux très graves. D'ailleurs, en éliminant le
métal les bains favorisent l'accomplissement des fonctions
cutanées, calment de plus les douleurs et exercent une
stimulation générale de l'économie dont le malade aura
tout le bénéfice.

M. Méhu [1] a proposé de substituer aux bains sulfureux les bains à l'hypochlorite de soude.

Chlorure de chaux.	400 gr.
Carbonate de soude.	800 gr.
Eau	10 lit.

[1] Méhu, *Bull. de thérap.*, 1870.

Versez la solution dans la baignoire et aromatisez avec 1 gramme d'essence de citron ou de l'eau de cologne. La durée du bain doit être d'une demie à trois quarts d'heure: « Un seul de ces bains débarrasse la peau de tout le plomb, la rend très souple et procure une sensation de bien-être. »

L'hypochlorite de soude, mélange de chlorure de sodium et d'hypochlorite, transforme le plomb en chlorure de plomb, très soluble dans les chlorures alcalins.

Méthodes éliminatrices

A côté des méthodes se proposant de transformer les sels de plomb, emmagasinés dans les organes en composés insolubles, composés dont l'expérience à démontré la nocuité tout aussi grande, se rangent naturellement les médications dont le but est l'élimination complète du métal. Ce but peut-être réalisé, soit par sa transformation en une combinaison chimique capable d'être expulsée de l'organisme par les organes excréteurs tels que les reins, soit par son élimination pure et simple, en nature, par les divers émonctoires physiologiques, la transpiration cutanée par exemple. De là, la division de ces méthodes en méthodes éliminatrices chimiques et méthodes éliminatrices physiques ou physiologiques.

1° CHIMIQUES. — L'idée d'éliminer le principe nocif est très ancienne. C'est à elle qu'il faut attribuer, au début du moins, l'usage des purgatifs et l'adjonction des sudorifiques au traitement de la Charité. Tel est aussi le motif de l'emploi du calomel qui dès les temps les plus anciens a

été vanté et administré contre la colique de plomb. Ignorant la nature et la cause des accidents saturnins, attri-
buant la colique à l'altération de la bile par un principe
inconnu et malfaisant, les anciens auteurs donnaient le
mercure comme spécifique. Plus tard, on l'administra
comme altérant et antiphlogistique. Lorsque la genèse de
la colique de plomb fut mieux connue, le calomel fut employé comme agent d'élimination, sous forme de purgatif. On songea même à profiter de son action sur la mu-
queuse buccale, pour essayer d'éliminer le plomb par la
salivation. La production d'une stomatite mercurielle fut
recherchée et devint une condition de succès et de guérison, à tel point qu'en 1828, Harlan[1] écrivait : « Comme
la salivation mercurielle est de la plus grande importance, il faut panser les vésicatoires de l'abdomen avec
l'onguent mercuriel, faire des frictions mercurielles
plus ou moins étendues. » Il ne s'en tenait pas au calomel seul, et, en dehors des autres médicaments antiphlogistiques, il prescrivait contre les vomissements et le ténesme le sucre de saturne pulvérisé. C'était dans toute sa
splendeur, l'application à la lettre du *similia similibus*.
Mérat, analysant ce travail, ajoutait : « Il y a dans ce con-
seil une subversion d'idées qui étonne l'imagination la
plus hardie. »

Laissant de côté les objections que soulève l'emploi du
calomel comme agent éliminateur, passons à l'étude de
l'iodure de potassium plus apte à remplir cette fonction.

Ce médicament a été proposé pour la première fois en
1849 par MM. Melsens et N. Guillot[2]. Il a été l'objet d'une

---

[1] Harlan, *Journ. gén. de médecine*, 1828.
[2] Melsens et N. Guillot, *Comptes rendus de l'Ac. des sc.*, 1849

nouvelle communication de M. Melsens en 1865. Cette
médication a pour but : « De rendre solubles les compos-
sés métalliques que l'économie pourrait garder, en les
associant à un corps que l'économie élimine avec la plus
grande facilité. » L'iodure de potassium remplit très bien
ces indications, comme le prouvent les recherches pathologiques et expérimentales de MM. Melsens Œttinguer[1],
Malherbe[2], Rabuteau, Decaisne, Annuschat[3], Pouchet[4].
Sous son influence, la quantité de plomb éliminée, nulle
(Annuschat) ou à peu près (Malherbe), pendant le cours
de l'intoxication saturnine chronique, en l'absence d'accidents aigus, de 0,001 millim. s'élèverait (Pouchet)
à 5 et 6 millim. par litre d'urine, au moment de la
colique. Malherbe admet même que le plomb, grâce à
l'iodure, s'élimine aussi par la salive

L'action éliminatrice de l'iodure de potassium, qu'elle
résulte soit de la formation d'un sel double dialysable,
soit de la surexcitation des fonctions de désassimilation
(Gubler), est donc certaine. Elle est même trop efficace
pour qu'on songe à l'administrer au moment des accidents aigus, dans le cours de la colique, comme on est
tenté de le croire en partant de ce principe : *sublata
causa, tollitur effectus.*

En effet, la colique, nous l'avons démontré, n'est qu'un
épiphénomène aigu, dû précisément, sous l'influence de
l'une des causes indiquées, au passage dans la circulation
générale des molécules plombiques auparavant insolubles

---

[1] Œttinguer.

[2] Malherbe, *Rev. Méd. chirurg.*, 1854.

[3] Annuschat, *Arch. f. exper. path. and pharm.*, 1879.

Pouchet, *Arch. de physiol.*, 1880.

et localisées dans le foie ou dans l'intimité des autres organes et tissus. Si l'on administre à ce moment l'iodure de potassium, le premier résultat produit par l'absorption de ce médicament et son passage dans le foie, sera évidemment de rendre soluble, de déplacer et de verser dans le torrent circulatoire une nouvelle dose de la substance toxique. Les accidents seront nécessairement aggravés ou reparaîtront s'ils avaient une tendance à décroître. Le cas rapporté par Malherbe en fait foi.

L'administration de l'iodure de potassium, excellente dans le saturnisme chronique, est funeste, dirigée contre les accidents aigus; et dans le cadre restreint que nous avons adopté, nous aurions laissé de côté cette médi-cation, si quelques-uns de ses partisans ne l'avaient préconisée, et ne l'employaient encore dans la colique. Ils sont allés plus loin que ne le voulaient les promoteurs de cette méthode. Ils avaient déjà signalé implicitement ses dangers dans l'état aigu et la réservaient pour l'intoxica-tion chronique dont la guérison ne s'obtient qu'après un empoisonnement aigu, préalable, sous l'influence de l'io-dure (Melsens). Aussi, tout en la réservant pour le satur-nisme chronique, faudra-t-il, même à ce moment, sur-veiller son administration; ne le donner qu'à doses faibles au début, en augmentant graduellement, pour interrompre de temps en temps.

Nous ne citerons que pour mémoire les travaux de M. Rabuteau qui a proposé de substituer le bromure de potassium à l'iodure. Il agirait d'une façon analogue, mais les succès obtenus par MM. Rabuteau et Bucquoy sont trop peu nombreux pour démontrer la supériorité de cet agent, si ce n'est dans les cas d'encéphalopathie (Gubler).

D'après M. Pouchet, cependant, ce médicament serait inactif et n'augmenterait pas l'élimination du plomb.

2° PHYSIQUES OU PHYSIOLOGIQUES. — Parmi ces méthodes prennent place celles qui se proposent l'élimination du plomb par la surface cutanée en excitant la fonction sudorifique, soit par des moyens physiques, soit par des agents physiologiques et médicamenteux, tels que le jaborandi et son alcaloïde, la pilocarpine.

M. Colombel[1] rapporte une observation de colique saturnine, qui, traitée inutilement par les purgatifs, céda au bout de quatre jours aux bains de vapeur administrés à l'aide de l'appareil vaporifère du docteur Lefèvre.

M. Weinberg[2] a traité deux malades, affectés de colique saturnine, par les injections de pilocarpine. Dans le premier cas, d'intensité légère, la guérison fut obtenue le troisième jour. Dans le second, d'intensité moyenne les douleurs ne furent calmées que le cinquième jour et encore le traitement fut-il mixte ; car de l'huile de ricin en lavements et par la voie stomacale fut administrée en même temps que de fortes doses d'opium.

Ces faits peu probants, sont en trop petit nombre pour démontrer la supériorité de la sudation et de l'élimination du plomb par la sueur comme moyens thérapeutiques. M. Albert Robin[3], qui a expérimenté le jaborandi dans la colique saturnine, semble avoir obtenu peu de succès. Il ne lui attribue qu'un rôle accessoire, celui de calmer les douleurs quand les autres modes de traitement ont échoué et d'atténuer quelques-uns des symptômes, tels

---

[1] Colombel, *Gaz. des hôpitaux*, 1875, nᵒ 40.
[2] Weinberg, *Deutsch. Arch.*, 1879.
[3] Albert Robin, *Journ. de thérap.*, 1874-1875.

que l'anorexie, l'insomnie. Au point de vue de l'élimination du plomb par les sueurs, son action est nulle. Le plomb que l'on retrouve dans les sueurs, vient des sillons de l'épiderme. Ce qui le prouve bien, c'est que les sudations suivantes en contiennent de moins en moins, jusqu'à sa disparition complète.

Méthodes calmantes

Dans toutes les médications précédentes, dans la plupart au moins, interviennent des agents modérateurs de la douleur, principalement les opiacés. On ne saurait trop répéter combien, dans ces méthodes mixtes, il est difficile d'attribuer à chaque agent thérapeutique la part exacte qui lui revient dans la guérison.

Nombre de praticiens, soit qu'ils aient vu dans la douleur et l'état spasmodique l'indication principale, soit qu'ils aient cherché tout d'abord à soulager les souffrances des malheureux saturnins, ont préconisé les calmants, soit à titre d'adjuvants, soit isolément. L'opium entrait dans le traitement de la Charité. Citois, Tronchin se louaient beaucoup de son emploi; mais ce fut Stoll qui, le premier, érigea en méthode et vulgarisa son administration. Il le donnait à doses élevées, en rapport avec le degré et l'acuité des souffrances, mais au début seulement. L'état spasmodique des intestins étant en partie vaincu, l'administration d'un léger purgatif rétablissait les selles. L'opium calmait les douleurs et favorisait le retour des garde-robes.

S'il obtenait ainsi des résultats favorables, tout le bé

néfice n'en revenait pas aux opiacés, la médication étant mixte. Les travaux de Brachet, Bricheteau, Triberti, ont démontré que l'administration isolée des calmants amenait des guérisons plus faciles et plus durables que l'emploi des autres médications. Mais une condition de succès consiste à donner des doses élevées, doses d'ailleurs sans dangers et admirablement tolérées.

D'après le Dr Panthel [1] les opiacés, dont il n'avait obtenu dans certains cas que des succès relatifs, auraient une action bien plus efficace, donnés de la façon suivante : à 50 malades qui ont tous guéri et très rapidement, il a fait prendre un mélange de sous-nitrate de bismuth et de morphine ; mais il n'explique pas en quoi l'adjonction du sous-nitrate de bismuth, poudre inerte et dont l'emploi paraît irrationnel à cause de ses propriétés anticathartiques, aurait une action plus efficace que la morphine seule.

Cette substitution d'un des alcaloïdes de l'opium, du chlorhydrate de morphine, à une préparation souvent infidèle et mal dosée, a simplifié la méthode, surtout lorsque l'action du médicament a été rendue plus certaine et plus rapide grâce à son introduction directe dans la circulation, au moyen des injections hypodermiques. Le Dr Bourdon [2] qui a préconisé ces injections, a ainsi obtenu un soulagement rapide des douleurs ; mais son traitement comporte l'emploi simultané des purgatifs, du soufre, des bains. Aujourd'hui leur usage s'est à tel point généralisé, que les saturnins les réclament souvent eux-mêmes.

Panthel, *Memorabilien,* 1862.
[2] Bourdon, *Gaz. Méd. de Paris*, 1868.

Le traitement par les opiacés est donc une médication rationnelle, puisqu'elle s'adresse à la douleur et à l'état spasmodique à la fois ; elle a fait et fait journellement ses preuves. Tanquerel des Planches qui l'a expérimentée déclare « que ce traitement a évidemment une influence salutaire, plus marquée sur la marche de la colique que toutes les médications qu'il a déjà passé en revue. En effet, il abrège assez souvent de quelques jours la maladie, rend les rechutes, la paralysie, et l'encéphalopathie un peu moins fréquentes. » Mais si l'opium et son alcaloïde ont une action anesthésique réelle et rapide dans la colique de plomb, il faut ajouter toutefois que la constipation se prolonge dans des limites souvent assez éloignées, « l'opium ayant l'inconvénient d'augmenter la constipation. » (Rabuteau.) Il en résulte, que, contrairement à l'avis de Tanquerel des Planches, suivant la pluralité des auteurs, la durée de la maladie, au lieu d'être abrégée, est augmentée sensiblement. La belladone, au contraire, tout en possédant les mêmes propriétés calmantes n'a pas les mêmes inconvénients que l'opium, et doit lui être préférée. De même pour le chloroforme, dont nous commençons l'étude rapide.

Après la découverte et la vulgarisation des agents anesthésiques, quelques essais de leur application dans la colique saturnine furent tentés par Bouvier. Mais leur emploi en inhalations, soit à cause des insuccès, soit à cause des dangers auxquels le malade est exposé et des accidents que l'on avait signalés, tomba dans l'oubli. On essaya alors de les administrer à l'intérieur. La connaissance de quelques faits isolés et des résultats heureux publiés par Blanchet de Tours, engagea le D' Aran a les expérimenter sur une plus grande échelle. A la suite de ses études, l'administration du chloroforme fut érigée en mode de traitement.

Pour Aran[1] la douleur est l'élément essentiel de la colique de plomb, l'élément qu'il faut à tout prix dominer. L'anorexie et la constipation sont sous sa dépendance. Le chloroforme est l'agent anesthésique par excellence; mais, pour que son action soit efficace, il faut que la dose du médicament soit proportionnée à l'intensité des douleurs, et que le malade soit constamment tenu sous son influence. Une dernière condition nécessaire est de prolonger le traitement au delà de la disparition des douleurs, quelques jours après leur cessation apparente, en ayant soin de diminuer progressivement les doses jusqu'au moment de leur suppression complète (Fournier)[2].

La médication se compose d'abord d'applications externes. Une compresse fine, est maintenue avec soin sur l'abdomen par une personne étrangère, qui l'imbibe de chloroforme, goutte à goutte, et par intervalles. Elle comporte en deuxième lieu des prescriptions internes, telles que, quart de lavement, au nombre de deux par jour, et potion renfermant chacuns de 30 à 50 gouttes de chloroforme. La dose peut être portée à 13 et 15 gr. par jour. En même temps, bains sulfureux et alcalins.

En général, ainsi traitées, les douleurs disparaissent du deuxième au cinquième jour; les selles se rétablissent deux ou trois jours après le soulagement des souffrances; la moyenne du traitement est de 8 à 12 jours, quelquefois 15 à 20 jours. Sur 21 cas, on compte trois insuccès, et

---

[1] Aran, *loc. cit.*
[2] Fournier, *Gaz. des hôp.*, 1855.

chez l'un des malades, le chloroforme a déterminé une entérite.

Avec cette médication, non seulement la guérison se fait attendre assez longtemps, mais des complications inflammatoires peuvent résulter de son emploi. De plus, n'y a-t-il pas à redouter quelques dangers immédiats ?

En effet, outre les inconvénients de laisser entre les mains du malade et des personnes qui l'entourent, un agent aussi difficile à manier que le chloroforme, la nécessité de maintenir le patient sous son influence par des doses répétées et massives, capables de produire une sorte d'anesthésie vraiment chirurgicale, n'est peut-être pas exempte de tout danger ? De plus, à quels périls cette anesthésie n'expose-t-elle pas les saturnins, qui peuvent être atteints ou menacés de lésions cardiaques, d'encéphalopathie, affections qui constituent des contre-indications formelles à la chloroformisation ? Si des accidents n'ont pas été signalés, cela tient probablement à ce que cette méthode n'a guère été mise en pratique, dans toute sa rigueur, que par ses promoteurs et qu'on n'a conservé et utilisé que les applications topiques externes. Aussi, malgré l'avis de M. Fournier « que le chirurgien, pour soustraire ses opérés à la souffrance des opérations, n'emploie pas l'opium mais le chloroforme, » si nous ne possédions dans la belladone un agent plus actif et plus sûr, serions-nous enclin à préférer au chloroforme les préparations opiacées, d'un emploi moins dangereux et d'une efficacité plus grande.

Signalons en passant, pour en constater les résultats infructueux, les essais tentés avec le musc, le castoreum et les lavements de tabac (Graves, Stokes), dont Grisolle a reconnu lui-même l'inefficacité.

Avant de parler de la belladone, citons rapidement les autres agents anesthésiques, tels que les pulvérisations d'éther sur l'abdomen, préconisées par M. Moutard-Martin, éther qui agirait à la fois par ses propriétés antispasmodiques et par l'anesthésie consécutive, la réfrigération due à la vaporisation. Il en est de même de l'application sur l'abdomen de vessies de glace renouvelées deux ou trois fois par jour. (Constantin Paul)[1], des affusions froides et des douches en pluie (Monneret)[2]. Ces médications sont très douloureuses, redoublent les souffrances au moment de leur application, et n'ont qu'une action locale.

Après ce long examen et cette étude critique des diverses médications, résumons en quelques mots notre opinion sur leur valeur. Deux modes de traitement nous paraissent seuls rationnels et efficaces ; en premier lieu, la méthode calmante, les opiacés surtout, méthode qui s'adresse à la fois à la douleur et aux contractures ; en second lieu, la méthode évacuante. Elle est inférieure à la précédente en ce sens qu'elle est incomplète, n'a d'action que sur l'élément spasmodique intestinal, la constipation ; pour aboutir à la guérison complète, l'adjonction des calmants aux purgatifs est nécessaire, mais cette adjonction complique le traitement sans donner de meilleurs résultats que leur administration isolée, au point de vue de la rapidité de la guérison.

[1] Const. Paul, *Gaz. méd. de Paris*, 1868.
[2] Monneret, *Gaz. Méd. de Paris*, 1868.

CHAPITRE III

DU TRAITEMENT BELLADONÉ

Quand on se propose l'emploi, dans une affection donnée, d'un médicament, cet agent thérapeutique doit réaliser certaines conditions. Il faut d'abord que ses propriétés physiologiques soient en rapport intime avec la nature de la maladie ; en second lieu, que son administration dans des maladies analogues ait été suivie de succès. C'est alors que l'expérimentation et l'administration prudente du médicament, contrôlées par l'observation la plus rigoureuse mais légitimées par les motifs précédents, confirme ou renverse les idées préconçues, exalte ou détruit les conceptions théoriques. La belladone remplit-elle ces conditions ?

La colique de plomb, ainsi qu'il résulte de l'étude des symptômes faite au début de ce travail, se caractérise par eux éléments essentiels, la douleur et la contracture.

Il serait inutile d'insister sur toutes les propriétés physiologiques de la belladone et d'analyser le mécanisme de
son mode d'action sur les divers systèmes et appareils;
ce serait une exposition trop longue, un sujet de discussion
trop étendu ; d'ailleurs de ce qu'un médicament agit d'une
certaine façon sur l'organisme sain, il n'en résulte pas
qu'il doive influencer d'une façon semblable l'organisme
malade : les probabilités sont grandes, mais la certitude
n'est pas entière. Aussi bien que l'observation expérimen-
tale nous enseigne que la belladone à hautes doses (à
faibles doses les effets sont inverses ou peu marqués)
ralentit la circulation et diminue la tension sanguine en
paralysant les fibres lisses (Rabuteau) [1], modère et même
abolit la sensibilité, paralyse les muscles striés par l'intermédiaire des nerfs moteurs; c'est principalement de
l'examen de son efficacité dans certaines affections ayant
quelque similitude, au point de vue symptômatique,
avec la colique de plomb, que l'analogie et l'induction
font prévoir *a priori* son utilité dans cette dernière maladie.

S'il est un médicament d'un emploi vulgaire et banal,
en quelque sorte empirique, contre la douleur, quelle
que soit sa cause, son mécanisme et son siège, c'est la
belladone sous toutes les formes et préparations : pommade, liniment, onguent, baume, cataplasmes. Cette
médication appliquée d'une façon plus méthodique et
rigoureuse dans les névralgies superficielles ou pro-
fondes, à l'extérieur ou à l'intérieur, mais surtout d'après
les méthodes endermique ou hypodermique, a donné à

---

[1] Rabuteau, *Traité de thérap.*

Trousseau, des résultats très-satisfaisants. Les névralgies les plus invétérées, telles que les sciatiques rebelles, ont été notablement soulagées et guéries par les pois médica-menteux. De même pour les gastralgies et entéralgies (Bretonneau), les douleurs du rhumatisme et de la goutte que la belladone, prescrite à l'intérieur, ou à l'extérieur sous forme de cataplasmes, a très-bien calmées. (Lebreton, Ziegler, Trousseau.)

Ces quelques exemples prouvent l'efficacité des pré-parations belladonées contre l'élément douleur ; en est-il de même pour l'élément spasmodique, pour les contrac-tures des fibres lisses et striées ? Les faits ne manquent pas. L'action paralysante que l'atropine détermine sur tous les sphincters contracturés est depuis longtemps utilisée. La pratique journalière enregistre constam-ment de nouveaux succès dans les contractures spasmo-diques des muscles palpébraux, laryngiens, œsophagiens ; dans la contracture du sphincter anal consécutive ou non à une fissure, dans la constipation spasmodique, dans l'incontinence nocturne d'urine due à la tonicité exagérée des fibres vesicales (Trousseau, Bretonneau), dans la contracture spasmodique de l'uréthre. Dans les douleurs névralgiques de l'utérus, principalement dans la rigidité spasmodique du col au moment de l'accouchement, l'appli-cation directe sur le col utérin d'une petite quantité de pommade belladonée rétablit souvent le cours normal du travail.

Les travaux de Bretonneau ont prouvé d'une façon irréfutable l'efficacité de cet agent dans la coqueluche, le hoquet et l'asthme essentiel nerveux. Le tétanos lui-même, contre lequel tant de médications ont échoué a été

parfois heureusement influencé par la belladone. Elliot
(1843)[1] rapporte trois cas de tétanos spontané et un
cas de trismus rapidement guéris par ce moyen. Aux
précédents, il faut ajouter les observations de tétanos
traumatique, publiées par Besse (1848)[2], Vial (1850)[3],
(3 guérisons sur 4 malades, un mort), Gros (1852)[4] et
Lenoir.

Mentionnons encore à l'actif de ce médicament les
succès obtenus dans l'iléus spasmodique par Schröff;
dans l'occlusion intestinale par Thiébaut de Nantes, et
plus récemment encore, par Al. Thom[5] et Normann[6].

Cette simple énumération, très abrégée et incomplète.
prouve jusqu'à l'évidence l'action antispasmodique et
paralysante de la belladone sur les diverses sortes de
fibres musculaires en état de contracture ou de tonicité
exagérée. Il est dès-lors bien certain « que cet agent et
ses dérivés répondent à deux indications capitales : calmer les douleurs et combattre les spasmes. C'est dans
la sphère de la sensibilité et de la motilité que se meut
son action thérapeutique (Hirtz)[7] ». Ces deux indications
sont les principales dans la colique saturnine. L'administration de la belladone est ainsi légitimée. L'expérience
directe confirmera-t-elle la théorie ? C'est à l'examen des
résultats obtenus qu'incombe cette démonstration.

La belladone est connue de toute antiquité; elle a

---

1 Elliot, *Bull. de thérap.*, 1843.

2 Besse, *Gaz. Méd.*, 1848.

3 Vial, *Bull. de thérap.*, 1850.

4 Gros, *Gaz. hebd.*, 1857.

5 Thom, *Edinburg Med. Journal*, 1879

6 Normann, *Journ. de thérap.*, 1879.

7 Hirtz, *Dict. Jaccoud.* Art. Belladone.

longtemps servi à composer des philtres et cosmétiques sous le nom d'herbe aux sorciers. Plus tard, ses propriétés anesthésiques la recommandent comme une sorte de spécifique du cancer. Il y a lieu de s'étonner, après la connaissance de ses propriétés calmantes, que son administration n'ait pas été préconisée plus tôt contre une affection aussi douloureuse que la colique des peintres. En effet, ce n'est qu'en 1825 que Ranque semble l'avoir introduite, au moins d'une façon suivie, dans la thérapeutique de cette affection.

Stoll avait avant lui prôné l'emploi de médicaments destinés à apaiser les douleurs, mais il n'avait expérimenté que la jusquiame. Malgré les bons résultats qu'il avait retirés de son emploi, il lui préféra les opiacés, tout en avouant que leur action contre la constipation était moins efficace et plus douteuse.

Il est difficile, dans le traitement compliqué de Ranque[1], de reconnaître l'importance du rôle joué par la belladone. Il ordonne ce médicament, à la fois sous forme de *liniment antinévralgique* :

Eau dist. de laurier-cerise.	2 onces.
Ether sulfurique.	1 once.
Extrait de belladone.	2 scrupules.

destiné à produire une sédation plus prompte que celle obtenue par les épithèmes, et sous forme de lavement :

Teinture éthérée de feuilles de belladone. .	20 gouttes.
Huile d'olives ou d'amandes douces. . . .	4 onces.

« Dans le but de faire cesser l'état tétanique de la

[1] Ranque, *Arch. gén. de Méd.*, 1825.

portion inférieure du gros intestin, qui est la seule cause
de la constipation rebelle. »

Si Rauque a bien saisi l'indication thérapeutique de la
belladone dans la colique saturnine, l'adjonction des
épithèmes abdominaux et lombaires était motivée par
une idée pathogénique erronée. Il admettait l'existence
d'une névralgie du trisplanchnique, accompagnée de la
phlegmasie des organes sous sa dépendance. Les épithèmes, en compliquant le traitement, avaient pour conséquence d'augmenter les souffrances des saturnins sans
aucun bénéfice. En effet, par le tartre stibié qu'ils renferment, ils amenaient une pustulation toujours douloureuse
et inutile.

Ce médicament tomba dans l'oubli, et ce ne fut qu'en
1850, époque à laquelle Malherbe, de Nantes, publia
dans la *Revue médico-chirurgicale*, un travail sur l'uti·
lité de la belladone dans le traitement de la colique saturnine, qu'on le vit reparaître dans le traitement de cette
affection d'une façon à peu près exclusive. Les résultats
annoncés par Blanchet, de Tours, qui donnait la belladone à la dose de 0,05 et 0,10, mais associée à l'opium,
décidèrent Malherbe à publier les résultats qu'il avait
obtenus dans une pratique de quatre années. Il pensait
que l'opium, qui produit facilement la constipation, pour -
rait être avantageusement remplacé par une substance
capable aussi bien que lui de calmer les douleurs et douée
en même temps de propriétés laxatives. Il donnait, suivant l'intensité des douleurs, un mélange de 0,05 à 0,15
d'extrait de belladone et de 0,10 c. à 0,30 de poudre de
racine de la même plante. Dès que le soulagement se
produisait, la dose était progressivement diminuée. Si-

multanément bains tièdes, lavements émollients, bains savonneux et sulfureux.

Le soulagement survenait du premier au troisième jour chez la plupart de ses malades, les douleurs diminuaient un temps plus ou moins long avant l'apparition des selles.

Il croyait que la belladone est un médicament très efficace dans la colique de plomb, qu'elle exerce une action manifeste sur la douleur et la constipation. Cependant ses conclusions ne sont pas extrêmement affirmatives : « Nous pensons que la belladone est destinée à procurer des guérisons plus rapides que les autres modes de traitement. Nous n'attachons pas une grande importance aux chiffres énoncés plus haut (durée du traitement) ; ils ne doivent être considérés que comme une pierre d'attente qui appelle de nouvelles recherches sur cet intéressant sujet. »

Si Malherbe n'a pas publié de nouveaux travaux pour confirmer ses premiers résultats, les succès obtenus par la même médication dans la colique sèche, ceux que nous publions à la fin de ce travail viennent à l'appui de son opinion et prouvent que le traitement par la belladone seule doit être la médication physiologique, la médication par excellence de la colique saturnine.

Pour les mêmes motifs que Malherbe, Guéneau de Mussy[1], en 1852, substitua la belladone à l'opium, dans la pensée que ce médicament, outre son action générale stupéfiante, pouvait devenir un auxiliaire utile des moyens

---

[1] Guéneau de Mussy. *Cliniq.*, t. II.

employés contre la constipation. Il l'associait aux purgatifs.

A la même époque, tout en ignorant le travail de
Malherbe, M. Fonssagrives [1] employait avec beaucoup
d'efficacité la belladone contre la colique sèche ou nerveuse des pays chauds, et donnait l'extrait de belladone
en pilules, à doses très élevées, mais fractionnées. Au
début le malade prenait tous les quart d'heure une pilule
de 0,01 jusqu'à absorption de 0,10. Dès ce moment,
la dose était portée à 0,25 et 0,30 en vingt-quatre
heures, en continuant jusqu'à production d'effets physiologiques (érythème, dilatation des pupilles, délire).
Il l'associait aux purgatifs, faisant ainsi une médication
mixte.

Les travaux de quelques autres médecins de la marine,
tels que MM. Lecoq, Le Tenec, Cougit, Bellaban, Violet
et surtout Beaujon, ont apporté de nouvelles preuves de
l'efficacité de ce médicament dans la même affection. Sur
23 malades (Beaujon) un seul ne fut pas influencé et
amélioré par la belladone ; chez tous les autres, un soulagement léger se produisit en moyenne au bout de
24 heures ; les douleurs furent bien diminuées après deux
jours et les selles rétablies vers le troisième jour. Le
Dr Delmas [2], dans sa thèse inaugurale, cite dix observations personnelles et tout aussi probantes. Les malades
ont pris de 0,15 à 0,20 d'extrait de belladone par jour,
avec des résultats très nets, comme le prouve le tableau
suivant, résumé des observations :

---

[1] Fonssagrives, *Traité de thérapeutique*, t. I.

[2] Delmas, *De la belladone et de son emploi dans le trait. de la col. des pays chauds.* Thèse Montpellier, 1878.

NOMBRE DES MALADES.	SOULAGEMENT LÉGER AU BOUT DE	SOULAGEMENT TRÈS SENSIBLE AU BOUT DE	PREMIÈRE SELLE AU BOUT DE
1.	12 heures.	20 heures.	40 heures.
2.	16 —	36 —	38 —
3.	25 —	35 —	50 —
4.	30 —	40 —	60 —
5.	32 —	41 —	15 —
6.	12 —	20 —	40 —
6.	18 —	26 —	36 —
8.	16 —	24 —	40 —
9.	19 —	30 —	41 —
10.	20 —	35 —	46 —

Ces résultats sont presque merveilleux au point de vue
de la rapidité d'action du médicament. Cette rapidité
s'explique peut-être par le peu d'intensité de la colique.
De plus les malades souffraient de leur première attaque ;
les conditions d'intoxication n'étaient que passagères et
de durée trop courte pour amener des accidents aussi
graves que dans la pratique civile. On peut reprocher à
tous ces travaux d'être incomplets ; leurs auteurs n'ont
eu d'autres préoccupations que la douleur et la constipation, n'ont tenu aucun compte des autres signes de l'affections, tels que les phénomènes du côté de la circulation, du foie, de la vessie. . . . . En un mot ils n'ont pas
montré par l'analogie de tous les symptômes et de la
marche, l'identité de la colique sèche et de la colique
saturnine. Cependant cette identité est réelle, n'est plus
discutable. Aussi les bons résultats donnés par la belladone dans la colique sèche, considérée comme une affection
nerveuse, une entéralgie propre aux pays chauds, prennent une grande importance, au point de vue qui nous
occupe, puisqu'elle n'est qu'un mode particulier de l'intoxication saturnine.

La valeur de la médication belladonée dans la colique saturnine est démontrée d'une façon bien plus nette par la connaissance de ces nouveaux cas de guérison rapide. Les prévisions de Malherbe sont de plus en plus confirmées par de nouvelles preuves. Nous avons voulu, dans ce travail, fournir de nouveaux arguments décisifs et concluants à l'appui de cette méthode thérapeutique ; nous essayons de vulgariser et de faire entrer dans la pratique une médication simple, efficace et rapide, que M. le professeur Bondet a toujours vue couronnée de succès.

Il nous reste à exposer à quelles règles est soumise cette médication, et comment elle a été appliquée sous nos yeux, dans les hôpitaux, par notre maître, M. le professeur Bondet ; en dernier lieu, nous apprécierons sa valeur par les résultats qu'elle nous a fournis.

Le soir ou le lendemain de son entrée, le malade est soumis au traitement par la belladone institué de la façon suivante. Il prend au début une dose de dix centigrammes d'extrait de belladone sous forme de pilules de 0,01 ou 0,02 que l'on donne par une toutes les deux heures. En même temps frictions sur l'abdomen, plusieurs fois répétées dans la journée avec la pommade suivante :

Extrait de belladone. . . . .   4 gr.
Axonge. . . . .   30 gr.

Comme boissons, pour calmer la soif qui est très intense, tisanes émollientes, limonade simple, lait. Dans les cas de colique d'intensité légère ou moyenne, le traitement est continué le lendemain de la même façon.

Lorsque les douleurs sont très vives, ou que le soulagement est peu marqué, lorsqu'il existe plusieurs crises antérieures, il faut élever la dose jusqu'à 0,14 et 0,16 centigrammes, dans les 24 heures.

Dans tous les cas que nous avons observés, cette dose a toujours été suffisante et n'a jamais été dépassée ; les douleurs ont été rapidement calmées. Aussi croyons-nous qu'il n'y a pas d'avantages bien sérieux, au point de vue de la rapidité du soulagement des souffrances et de la durée de la maladie, à administrer la belladone jusqu'à production d'effets physiologiques, presque toxiques, suivant la recommandation de M. Foussagrives. A part les accidents qui sont à craindre, surtout dans la pratique civile où le malade n'est pas, comme dans les hôpitaux, l'objet d'une surveillance de tous les instants, d'une observation éclairée et minutieuse, les phénomènes d'atropisme sont très pénibles. La sécheresse de la gorge, la constriction du pharynx qui l'accompagne, le délire et les cauchemars terrifiants qui assiègent le malade, les troubles de la vue s'ajoutent aux souffrances qu'il endure, influent sur son moral, et le portent à se persuader que son état s'aggrave. Il est préférable, aussitôt que se manifestent quelques symptômes d'atropisme, de diminuer ou tout au moins de maintenir la même dose que d'exagérer cette action de la belladone. Il est d'ailleurs à remarquer, comme on l'a fait ressortir pour les opiacés et les narcotiques, combien les saturnins sont en général peu influencés, au point de vue de la saturation thérapeutique, par la belladone, combien est grande leur tolérance. Ces doses élevées, qui chez un sujet sain ou affecté d'une autre maladie, entraîneraient des accidents graves, chez nos malades et dans quelques cas seulement, ont amené une légère dilatation pupillaire et

quelques troubles consécutifs de l'accommodation. Cette
dilatation manque souvent ; nous n'avons observé qu'une
fois de la sécheresse de la gorge et un léger délire, sous
l'influence d'injections hypodermiques d'atropine.

Lorsque les douleurs sont calmées, que les selles sont
rétablies, le moment est venu de diminuer progressivement les doses jusqu'à la suppression complète du médicament. C'est alors que l'emploi des bains sulfureux sera
très utile. Il n'y a pas cependant de contre-indication à
les donner dès le début, car si l'élimination ou la neu-
tralisation du plomb contenu dans les cellules épidermiques a peu d'importance, leur action sédative présentera
de grands avantages. En même temps, pour rétablir les
forces du malade affaibli par les vomissements et la
diète, administrer les préparations toniques, vin de Bordeaux, de quinquina, etc., etc.

Dans quelques cas, mentionnés dans les observations,
des lavements contenant de une à deux cuillerées de
glycérine ont été administrés, plutôt par condescendance
au désir du malade que dans un but vraiment thérapeutique. Car l'action laxative de la glycérine n'a quelque
importance que lorsque la belladone a déjà triomphé de
l'état de contracture des fibres intestinales.

Tel est le traitement belladoné dans toute sa simplicité,
simplicité qui n'a d'égale que la rapidité de la guérison
et qui contraste d'une façon si vive avec toutes les médications examinées dans le chapitre précédent. Ainsi
appliqué par M. le professeur Boudet, il nous a donné
tous les succès rapportés plus loin.

Y aurait-il quelque avantage à substituer à la belladone son principe actif, l'atropine. *A priori*, il semble

préférable et plus scientifique d'user d'une préparation exactement dosée que d'un extrait dont la richesse en principe actif peut varier avec les diverses circonstances de préparation, de climat, avec les parties employées de la plante, feuilles, racines ? Cette question s'étant posée à notre esprit, M. le professeur Bondet a bien voulu traiter, par les injections de sulfate d'atropine, le malade qui fait le sujet de l'observation III. Il a été traité de même, plus tard, pour une récidive. Chez lui, les vomissements se succédaient avec une persistance et une fréquence si grandes, que les pilules belladonées, rejetées sans cesse, ne pouvaient être absorbées et agir. L'introduction de la belladone par la voie hypodermique était nettement indiquée.

Cette double observation nous permet de conclure que le soulagement obtenu, par les injections d'atropine, est rapide et immédiat, mais il est peu durable. Car, à moins de multiplier les injections, et les phénomènes prompts d'atropisme s'y opposent, le malade est tenu plus longtemps et plus constamment sous l'influence de l'agent antispasmodique, au moyen des doses échelonnées de la belladone prise en pilules. De plus, ces injections sont assez douloureuses ; il se produit, au niveau de la piqûre, une sensation de chaleur et de cuisson très pénible et qui persiste assez longtemps. Bien plus rapidement que la belladone, elles produisent la sécheresse de la gorge, les troubles oculaires, le délire et les autres accidents. C'est le seul malade qui ait présenté du délire, quoique très léger. Elles sont, en outre, d'une application plus difficile, tout au moins dans la clientèle civile, que l'adminis-nistration des pilules. Enfin, la seule récidive de colique saturnine que nous ayons observée, s'est présentée chez le malade ainsi traité.

Ces inconvénients ne nuisent en rien à leur efficacité ; cependant nous croyons que l'usage de l'atropine en injections hypodermiques doit être uniquement réservé aux cas très marqués d'intolérance gastrique avec vomissements fréquents et abondants, cas dans lesquels l'administration de la belladone par la voie stomacale serait illusoire. Enfin, au point de vue de la rapidité de la guérison, la durée du temps nécessaire serait peut-être légèrement augmentée, si l'on a administré l'alcaloïde au lieu de la belladone en nature.

Il reste à passer en revue les effets de la belladone au point de vue des douleurs et des spasmes musculaires, à étudier la disparition des symptômes et la marche de la guérison. Pour plus d'exactitude, il faudrait faire un résumé de chaque observation, citer le moment précis où tel ou tel symptôme s'est amendé, mais nous croyons préférable de décrire ces phénomènes en une sorte de tableau synthétique, d'après les observations et les souvenirs des nombreux saturnins qu'il nous a été donné de voir en traitement.

Dès le premier jour, quelquefois après la troisième ou quatrième pilule, un soulagement notable se fait sentir. Le plus ordinairement la nuit est calme et le saturnin, privé de sommeil depuis le début des accidents, repose quelques heures. Le lendemain le calme s'accentue, les douleurs des masses musculaires des membres, les arthralgies déjà moins violentes le matin, disparaissent dans la journée qui s'est terminée souvent par l'apparition d'une première selle. Le troisième jour est ordinairement le jour critique : les coliques disparaissent, se calment complètement, il ne persiste qu'une sensation de brisement général, d'endolorissement mal défini de tout l'organisme auquel fait suite le calme le plus complet, au bout de vingt-quatre heures. En même temps la constipation cesse ; les garde-robes se rétablissent d'une façon régulière. Tantôt la première selle est dure, noirâtre, ovillée, difficile; tantôt, et c'est le cas le plus fréquent, elle est demi-molle, jaunâtre. A partir de ce moment, les fonctions intestinales s'accomplissent avec la régularité normale ; dans quelques cas même, et ce fait est en faveur de l'efficacité de la belladone, survient une diarrhée légère, séreuse, qui prend fin par la simple suppression du médicament.

Dès le premier jour de l'administration les vomissement et l'état nauséeux ont cessé ; peu à peu, la fétidité de l'haleine, la saveur métallique, l'état saburral disparaissent et le retour de l'appétit coïncide avec la cessation des douleurs.

Il en est de même du ténesme vésical, symptôme des plus pénibles, lorsqu'il existe. Notablement amendé dès le premier jour, il se calme insensiblement avant la disparition complète des coliques. Les urines, souvent rougeâtres et sédimenteuses au début, reviennent à leur coloration normale, à leur limpidité habituelle ; le précipité floconneux, dans le cas d'albuminurie, est de moins en moins dense, s'éclaircit graduellement et finit par disparaître.

La quantité d'urine émise subit des modifications analogues. Peu considérable au début, au moment des fortes douleurs, elle augmente graduellement, à mesure que la belladone agit sur l'élément douleur et sur l'appareil circulatoire. Ces variations de l'urine sont une des preuves les plus certaines à invoquer en faveur de l'efficacité de la belladone. Elles sont consignées dans le tableau ci-joint et portent sur l'examen de sept malades. Nous avons tenu à reproduire les chiffres et montrer cette augmentaion graduelle de la quantité des urines; car si le fait était déjà signalé par différents auteurs, aucun n'en donne la marche.

	VERVACK	DURAND	UBERTALLI	ROBIN	DEDOMINICI	STERNA	BRUÑO
	gram.	gram.	gram.	gram.	gram.	gram.	gram.
I jour	500	700	700	600	750	700	780
II —	550	ϲ00	850	750	700	700	850
III —	1.040	100	800	900	1.060	1.080	1.400
IV —	A	250	B 550	600	1.140	1.200	1.800
V —	1.650	150	800	B 300	1.550	1.280	2.200
VI —	1.600	400	950	1.750	1.650	—	2.300
VII —	1.750	750	950	—	1.750	—	2.150
VIII —	—	800	—	—	1.980	—	—
IX —	--	A'	—	—	—	—	—
X —	—	1100	—	—	—	—	—

(Dans la colonne DURAND : rangées I à V, EXPECTATION ; rangées VI à X, TRAIT BELLADONÉ.)

A N'a pas uriné chaque fois dans la cantine.
A' —   —   —   —
B Diarrhée ce jour.
C Purgatif ce jour (trois selles).

Il en est de même pour l'urée, dont la quantité, considérablement amoindrie au début, 7 gr. (Obs. IX, 12 gr., obs. VIII), s'est progressivement élevée jusqu'à 18 et 20 gr. à la fin des accidents.

Mais les phénomènes à la fois les plus intéressants et les plus probants s'observent du côté des organes de la circulation ; car le sphygmographe permet de suivre, jour par jour, la marche décroissante de la tension artérielle et le relâchement des fibres lisses des vaisseaux. En dehors des signes appréciables par le toucher (augmentation graduelle du nombre des pulsations, pouls de moins en moins dur et tendu, artère de plus en plus souple et dépressible), vers le deuxième jour, le troisième jour dans les cas plus intenses, les tracés caractéristiques de la colique de plomb se modifient. La ligne d'ascension redevient normale, le plateau s'efface et le sommet s'accumine ; le tricrotisme disparaît ; la ligne de descente, en perdant ses ondulations, devient plus brusque, moins allongée. En un mot, tous les signes qui indiquent une exagération de la tension artérielle consécutive à la contracture des fibres lisses, s'effacent promptement. La substitution, le retour d'un tracé de pouls normal, annoncent en même temps la terminaison de l'état spasmodique.

Ces modifications graphiques de la circulation se traduisent, au point de vue fonctionnel, par d'autres phénomènes concomitants. Les sueurs supprimées reviennent ; la température s'élève ; les téguments rougissent plus facilement sous l'influence de légères excitations ; le teint s'éclaircit, la face se colore ; en même temps, la physionomie étirée et crispée, sous l'étreinte des douleurs, retrouve le calme et le sourire. Avec le retour de l'appétit et du fonctionnement normal de l'organisme, le souvenir des souffrances passées s'efface. Il ne persiste, après la tempête qu'une légère faiblesse dont le repos et quelques toniques triompheront rapidement. La convalescence est aussi courte que la crise elle même.

En résumé, sous l'influence de la belladone, d'un commun accord et simultanément, toutes les fonctions se régularisent.

Mais est ce bien à la belladone que revient le bénéfice de la guérison? Cette question se pose naturellement ; car on a prétendu que la colique de plomb pouvait guérir par les seules forces de la nature, par l'expectation. Cette opinion est peut-être acceptable pour les atteintes très légères, mais jamais la guérison ne surviendra aussi rapidement qu'elle s'est montrée sous l'influence du traitement belladoné. D'ailleurs, pour juger par nous-mêmes de la valeur de cette objection, un de nos malades (Obs. XIV) atteint d'une colique d'intensité moyenne, a été laissé pendant quatre jours avec un traitement insignifiant, limonade simple, lavements de graines de lin ; pendant ces quatre jours les douleurs, loin de se calmer, ont persisté avec la même intensité, se sont aggravées : le ténesme vésical a augmenté, la quantité des urines s'est abaissée à 150 gr. ; le quatrième jour, les tracés sphygmographiques avaient conservé les caractères du début. Le cinquième jour, pour ne pas prolonger une expérimentation aussi douloureuse que concluante, la belladone est prescrite. La nuit suivante le malade dormait, la miction se régularisait, la quantité d'urine émise remontait à 400 gr. Après deux jours de traitement, les douleurs étaient complètement calmées, les selles rétablies et régularisées, la miction normale, le plateau du tracé disparu. Après quatre jours, le retour à l'état normal était absolu. Une observation ne saurait être plus démonstrative.

Cette efficacité de la belladone, les malades la reconnaissent eux-mêmes. Ils n'hésitent pas à déclarer combien ils sont étonnés et enchantés de la rapidité avec laquelle se produisent le soulagement et le retour des selles. Cette opininon et cet aveu, non intéressés, ont bien quelque valeur; car, à leur entrée, ce n'est qu'avec une sorte de répugnance, de scepticisme, qu'ils acceptent les pilules qu'on leur donne. Habitués à une médication plus compliquée, aux purgatifs surtout, qui leur semblent l'agent le plus actif contre la constipation, ils ne croient pas à l'efficacité d'une médication aussi simple.

Un autre point à noter, c'est la rareté des récidives, bien moins fréquentes qu'avec les autres méthodes. L'expérience de tous les jours démontre, après l'emploi des purgatifs, qu'une nouvelle crise se produit souvent quelques jours après la dernière attaque. Or, si dans nos observations, quelques recrudescences des douleurs ont été signalées, mais rarement et toujours après quelque imprudence du malade, nous n'avons observé qu'une seule récidive survenue dix-sept jours après la sortie de l'hôpital, encore le malade était-il très alcoolique. Il avait été traité par les injections d'atropine et avait quitté la salle dès que les douleurs s'étaient calmées.

Quant aux accidents éloignés et plus graves de l'intoxication saturnine, aucun des traitements proposés contre la colique n'en met le malade à l'abri : c'est grâce aux précautions les plus sévères, aux mesures prophylactiques, à l'emploi bien réglé de l'iodure de potassium qu'on pourra, sinon en empêcher, du moins en retarder l'explosion.

Signalons une autre particularité du traitement belladoné. Si ce médicament est en quelque sorte héroïque dans la colique saturnine, c'est surtout lorsque les crises antérieures n'ont pas été trop multipliées. Sa rapidité d'action ne dépend pas du degré d'intensité de la maladie, mais du nombre des attaques antérieures. C'est ainsi que tout en restant d'une efficacité indéniable, son action est moins prompte chez cette catégorie de malades. D'ailleurs ce fait n'est pas spécial à la belladone, il s'applique aux autres médications.

Si l'étude des effets de la belladone sur la marche de la maladie prouve la supériorité de cet agent thérapeutique sur tous les autres, la statistique et les chiffres la démontrent d'une façon plus nette et plus précise. Le dépouillement des observations qui font suite à ce travail, au point de vue du moment où les douleurs ont été soulagées, et définitivement calmées ; où le retour des selles s'est manifesté ; au point de vue de la durée de la maladie et du temps de séjour à l'hôpital, donne les résultats suivants.

Les 21 cas de colique saturnine rapportés à la fin de ce travail se divisent en trois catégories au point de vue de leur gravité.

2. . . . . légères.
10. . . . . d'intensité moyenne.
9. . . . . très intenses.

Le soulagement s'est produit dans :

14 cas, dans le courant du 1er jour.
5 — . . . . . . le 2e —
3 — . . . . . . 3e —

La disparition complète des douleurs est survenue dans

       2 cas. . . . . . le 2e jour
       9 —   . . . .   .   3e   —
       7 —   . . . . .   4e   —
       2 —   . . . . .   5e   —
       1 —   . . . . .   6e   —

Ainsi donc et dans un cas seulement, la colique la plus longue à disparaître n'a duré que 6 jours. La durée moyenne est un peu supérieure à trois jours et demi. Aucun des modes de traitement que nous avons analysés dans le chapitre précédent ne donne des résultats aussi rapides.

Le rétablissement des selles s'est effectué dans :

       1 cas. . . . . . le 1er jour.
       7 —   . . . . .   2e   —
       7 —   . . . . .   3e   —
       3 —   . . . . .   4e   —
       3 —   . . . . .   5e   —

En moyenne, c'est le troisième jour que la constipation à cédé; le retour des garde-robes a donc été suivi de près par la disparition complète des douleurs.

Si nous considérons maintenant la durée de séjour à l'hôpital, c'est-à-dire en quelque sorte le temps nécessaire au malade pour se guérir complètement, et devenir apte à reprendre son travail, question qui a son importance dans la pratique hospitalière, aussi bien que dans la pratique civile, nous avons comme temps de séjour dans les salles, dans :

       1 cas. . . . . .   5 jours.
       1 —   6   —
       6 —   7   —
       3 —   8   —
       1 —   9   —
       1 —   10   —

```
2 cas.  . . . . .   11 jours
2  —    . . . . .   12   —
1  —    . . . . .   13   —
1  —    . . . . .   16   —
1  —    . . . . .   17   —
```

Dans ce tableau le malade de l'observation XVIII a été éliminé, car l'indication du temps de séjour ne s'y trouve pas mentionnée.

La plus longue durée est celle de 13 jours, car les deux malades qui sont restés 16 et 17 jours étaient parfaitement guéris de leurs coliques. Ils n'ont dû séjourner aussi longtemps dans les salles qu'à la suite d'affections intercurrentes à la convalescence. En réalité, le nombre 16 doit être réduit à 8, car au bout de ce temps, le malade (Obs. XIII), parfaitement guéri, était sur le point de sortir lorsqu'est survenu un abcès dentaire. Le nombre 17 descend à 10, les 7 jours supplémentaires ayant été consacrés à la guérison d'une angine catarrhale simple, *a frigore* (Obs. XVII). De même pour l'un des malades qui ont séjourné 12 jours ; ce temps doit être réduit à 7, les 5 premiers jours ayant été consacrés à l'expectation. Ces rectifications faites, la moyenne de la durée de séjour est exactement de 8 jours.

Tels sont les résultats statistiques du traitement belladoné ; si les chiffres ont leur éloquence, quelle meilleure preuve de la supériorité de ce mode de traitement sur les autres médications. D'ailleurs, la plus sûre garantie de cette supériorité réside dans la persistance, la scrupuleuse exactitude avec laquelle un clinicien aussi éminent que M. le professeur Bondet l'emploie depuis de longues années dans sa pratique hospitalière, en n'ayant jamais eu qu'à se féliciter de son administration. Pour nous, c'est de l'observation longtemps poursuivie des effets de la belladone, de la connaissance des résultats si favorables de sa prescription, que nous est venue cette profonde conviction de l'efficacité et de la rapidité d'action de ce médicament dans la colique saturnine. Si le double but de la thérapeutique est de soulager et guérir, aucun agent n'y parvient aussi facilement que la belladone. Elle réalise le viel axiome du *cito, tuto et jucunde*.

Cette conviction, cette confiance dans l'efficacité de la belladone, notre désir serait de les voir partagées par tous les praticiens dans l'intérêt des malades dont ils auraient le pouvoir d'abréger et guérir les souffrances.

CONCLUSIONS

La colique de plomb n'est qu'un épiphénomène aigu de l'intoxication saturnine chronique, constitué par des contractures des fibres musculaires, principalement des fibres lisses, et par des phénomènes douloureux, la douleur étant primitive ou consécutive à ces spasmes.

La belladone, par ses propriétés physiologiques et thérapeutiques, s'adressant à ces deux indications, doit réaliser, à priori, un excellent mode de traitement.

L'examen des résultats obtenus par la médication belladonée confirme cette hypothèse et prouve la supériorité de ce médicament sur les autres agents thérapeutiques.

Cette supériorité est surtout due :

1° A la simplicité, à la facilité d'administration du traitement ;

2° A son efficacité réelle, à sa rapidité d'action au point de vue du soulagement et de la disparition des douleurs, du rétablissement des garde-robes, du retour normal et régulier des différentes fonctions ;

3° A la durée moins longue de la maladie et de la convalescence ;

4° A l'absence d'accidents immédiats et de complications.

Son action, quoique certaine, est plus lente chez les malades qui ont eu des crises antérieures multiples.

CHAPITRE IV

OBSERVATION. I. — Personnelle. *Résumé*. — Jean Marchetti, 34 ans, salle Saint-Augustin, n° 26. Ce malade est entré le 22 juin 1881 dans le service de M. le professeur Bondet.

Pas d'antécédents pathologiques personnels, pas d'alcoolisme. Constitution forte et robuste. Travaille depuis un mois et demi dans une cristallerie, où il tamise du minium. Première crise de colique saturnine il y a quatre semaines, traitée par les purgatifs.

Nouvelle récidive après quatre jours de travail.

Depuis la veille, douleurs intenses, localisées à la région abdominale avec constriction du thorax. Par intervalles, paroxysmes très violents; ventre rétracté, déprimé.

Constipation opiniâtre depuis deux jours. Anorexie. Langue saburrale, odeur fétide, saveur métallique, liseré de Burton très net. Quelques nausées, pas de vomissements. Matité hépatique un peu diminuée, pas de ténesme vésical. Urines moins abondantes, limpides, non albumineuses.

Rien aux poumons. Rien au cœur. Pouls fort, régulier, tendu

ralenti, 64 puls. Téguments pâles, rougissant difficilement, facies décoloré, non ictérique. Apyrexie. T. R., 37°-6.

23 juin. — Ce matin même état qu'à l'entrée. Trait. belladoné, 10 pilules d'extrait de belladone de 0,01 centig., pommade belladonée, 4/30 sur le ventre. Lavement avec 20 gr. glycérine.

24 juin. — Amélioration notable après la sixième pilule ; le soir, une selle peu abondante, noirâtre, ovillée. Ce matin, les douleurs sont moins vives, les paroxysmes moins intenses et fréquents.

25 juin. — Les coliques ne sont plus continues, surviennent par accès assez éloignés. Pas de nouvelle selle. Pouls, 72. Pas de dilatation pupillaire.

26 juin. — Il ne persiste qu'un peu d'endolorissement du ventre ; par intervalle, quelques douleurs fugaces. Depuis hier, fonctions intestinales rétablies. Langue dépouillée. Appétit. Pouls, 72.

2 pilules de 0,02 d'ext. de bell. par jour.

27 juin. — Pas la moindre douleur, ventre souple. Digestion bonne. Selles régulières. Pouls, 76.

28 juin. — Retour presque absolu à l'état normal, un peu de faiblesse générale. Téguments colorés. Face animée. Le foie a repris son volume ordinaire.

Suppression de la belladone. Bains sulfureux.

29 juin. — Pas de nouvelles douleurs, malgré la suppression.

1er juillet. — La guérison persiste. État général excellent.

3 juillet. — Les forces sont complètement revenues. Pouls normal.

4 juillet. — Exeat.

Obs. II. — Personnelle. *Résumé.* — Jérémie Bima, 27 ans, peintre-plâtrier, n° 35, salle Saint-Augustin. Entré le 24 juin 1881.

Pas d'affection antérieure. Habitudes alcooliques. Il a quitté depuis un mois et demi le métier de plâtrier, qu'il exerçait depuis l'âge de 18 ans, pour faire de la peinture. Il grattait les vieilles peintures, broyait et passait les couleurs.

y a 10 jours, première attaque peu intense, qui céda aux purgatifs au bout de cinq jours de traitement. Il reprit son travail ; une heure après, les douleurs abdominales reparaissaient plus intenses. N'ayant éprouvé aucun soulagement par une purgation, il entre à l'Hôtel-Dieu.

Actuellement, coliques très intense avec exacerbations fréquentes, très vives, s'irradiant dans le cordon, les testicules, les cuisses. Arthralgie très prononcée au niveau des deux genoux empêchant la marche et la station debout. Autres articulations indemnes.

Abdomen déprimé, rétracté, hyperesthésie des parois. Réflexe testiculaire aboli.

Pas de plaques d'anesthésie, de paralysie, de tremblement. Pas de phénomènes encéphaliques.

Haleine fétide, saveur styptique dans la bouche, liseré gingival très prononcé. Langue saburrale. Anorexie. Nausées, pas de vomissements.

Constipation opiniâtre depuis cinq jours. Foie rétracté. Ténesme vésical. Urines rares, foncées, peu abondantes, non albumineuses.

Bruits cardiaques énergiques, très sonores. Pouls fort régulier, tendu, ralenti, 56. Artères très dures. Téguments pâles, rougissant à peine par l'effet d'un grattage énergique. Facies crispé, altéré. Apyrexie. T. R., 37°-4.

25 juin. — Douleurs très vives cette nuit. Même état du pouls *(Tracé n° 1)*. Trait. belladoné, 5 pil. de 0,02 centig. extrait de bell. Pom. bell., 4/30. Lavement glycérine, 40 gr.

26 juin. — Nuit meilleure que la précédente, sommeil. Coliques moins vives, paroxysmes moins fréquents et moins forts. Soulagement notable ce matin. Pouls toujours fort, tendu, 64 p. *(Tracé n° 2)*. Une selle ce matin, demi-molle, un peu noire. Langue moins saburrale.

27 juin. — Quatre garde-robes dans les vingt-quatre heures Langue presque entièrement dépouillée. Le malade demande à manger. Les coliques sont calmées ou plutôt ne surviennent qu'à l'occasion des mouvements brusques. Abdomen souple, non douloureux à la palpation, plus de ténesme vésical. Miction normale;

urines limpides. Pas de dilatation des pupilles. Pouls moins tendu, 68 *(Tracé n° 3).* 2 pil. de bell. seulement.

28 juin. — Plus la moindre douleur. Une selle. Langue rose, normale. Appétit excellent. Digestions bonnes. Pouls presque normal *(Tracé n° 4).* Bains sulfureux.

29 juin. — Les douleurs ont totalement disparu. Pouls moins tendu, 72, presque normal *(Tracé n° 5).* Le malade se lève, marche toute la journée.

30 juin. — Le teint s'éclaircit. L'amélioration persiste. Suppression de la belladone.

1er juillet. — Toutes les fonctions s'accomplissent régulièrement. Réflexe testiculaire revenu. Matité hépatique a repris son étendue habituelle.

2 juillet. — Le malade, complètement guéri, demande son exeat.

Obs. III. — Personnelle. *Résumé.* — Gaspard Redieu, 25 ans, peintre décorateur. Salle Saint-Augustin, n° 40. Entre le 27 juin 1881.

Pas d'affection antérieure grave. Alcoolisme très prononcé. Excès de boissons quotidiens (vin blanc, absinthe.) Exerce sa profession depuis l'âge de douze ans. Dans cet intervalle, deux attaques de coliques saturnines traitées par les bains sulfureux et l'iodure de potassium. Début des accidents actuels, il y a quatre jours, après quelques prodromes.

Visage d'une pâleur caractéristique, étiré, crispé ; muqueuses anémiées, décolorées, peau rougissant à peine.

Douleurs très intenses, continues, s'exaspérant par intervalles, occupant la région abdominale, l'épigastre. Elles s'irradient aux cuisses dont la palpation est très sensible, à la région lombaire, au cordon, aux testicules. Réflexe testiculaire aboli. Crémaster contracturé. Ventre déprimé, rétracté. Arthralgie au niveau des genoux.

Constipation opiniâtre. Anorexie. Langue blanchâtre. Soif vive. Liseré de Burton. Nausées, vomissements verdâtres, bilieux. Le foie ne paraît pas rétracté.

Tremblement très prononcé des mains, ayant les caractères du tremblement alcoolique. Pas de phénomène encéphalique. Pas de paralysie.

Envies fréquentes d'uriner. Ténesme vésical et rectal. Urines moins abondantes, rougeâtres et sédimenteuses; pas d'albumine.

Rien au cœur. Pouls fort, régulier, tendu. 68 *(Tracé n° 1)*. Radiales dures, saillantes.

Pas de fièvre, T. R., 37°-2. Température périphérique, 35°.

28 juin. — Même état qu'hier soir. Trait. belladoné, 5 pil. de 0.02. Pommade bell.. 4/30 en frictions sur l'abdomen. Limonade simple. T. R., mat.. 37°-3; soir, 37°-5.

29 juin. — Hier, vomissements verdâtres, presque continus. Pilules rejetées. Ce matin, coliques très intenses. Insomnie absolue. Prostration et faiblesse extrèmes. Les pilules sont supprimées et remplacées par des injections d'atropine $\frac{0.02\,\text{centig.}}{10\,\text{gr.}}$.

A midi, injection au niveau de la fosse iliaque aguche de 10 gouttes de la solution d'atropine. Quelques minutes après, soulagement notable des douleurs. surtout au niveau de la piqûre. A 5 heures du soir, nouvelle injection de 0,001. Période de calme jusqu'à minuit. A ce moment, les souffrances et les vomissements, calmés depuis midi, reviennent et persistent jusqu'au matin.

Pas de selles. Pas de dilatation pupillaire. Mêmes caractères du pouls et du tracé. T. R., mat., 37°; soir, 37°-8 (après l'injection).

30 juin. — Ce matin, injection de 0,002 d'atropine; peu après, les douleurs sont calmées et bien diminuées. Le soir, à 4 heures, le malade n'accuse que des coliques sourdes, mais sensibilité très vive au niveau du cordon et des testicules. Ténesm vésical persistant. Urines toujours rouges, sédimenteuses, non albumineuses.

Plus de vomissements; pas de phénomènes oculaires ni de sécheresse de la gorge.

A quatre heures du soir, injection de 0,001 d'atropine. Une heure après, deux selles séreuses. Soulagement notable.

A onze heures du soir, nouvelle injection de 0,001 millig. T. R. mat., 37°-5; soir, 37°-6.

1er juillet. — Nuit tranquille, sommeil. Une selle le matin. Ventre moins rétracté, plus souple. Coliques très tolérables. Un peu d'appétit. Pouls moins fort plus dépressible *(Tracé n° 2).* Facies moins grippé.

Plus de ténesme vésical. Urines toujours foncées, mais non sédimenteuses.

Injection de 0,001 d'atropine, à neuf heures du matin, qui s'accompagne de quelques troubles de la vue, d'une agitation légère, de sécheresse de la gorge. Le soir, le malade dont les coliques ont complètement disparu, refuse une nouvelle injection, à cause d'une sensation de brûlure, de cuisson qu'il éprouve après chaque injection au niveau du point piqué. T. R., mat., 37°-8 ; soir, 37°-6.

2 juillet. — Cette nuit, deux ou trois crises très violentes. Les douleurs abdominales, calmées la veille, ont reparu, mais avec une intensité moindre qu'au début, arthralgies. Pas de selles. Pas de vomissement.

Le pouls est fort, tendu *(Tracé n° 3),* le plateau et le tricrotisme sont revenus. Le malade demande les injections. A midi, injection de 0,001, soulagement immédiat et notable ; nouvelle injection, le soir, de 0,001. T. R., mat., 37°-6 ; soir, 37°-5.

3 juillet. — Nuit tranquille, sommeil. Appétit revenu, plus de ténesme vésical, miction normale. Urines limpides. Jointures légèrement sensibles ainsi que l'abdomen. Pouls moins tendu.

Deux injections de 0,001. T. R., mat., 37°-4 ; soir, 37° 6.

4 juillet. — Hier, dans la soirée, trois crises douloureuses ayant duré quelques minutes. Ce matin, il ne persiste qu'un peu d'endolorisement de la région abdominale. Le malade se lève et marche. Teint plus coloré. Une selle dure, ovillée, noirâtre. Pupilles dilatées. Injection de 0,001 le matin.

Pouls moins tendu. Plus de plateau *(Tracé n° 4).* T. R., mat., 37°-5 ; soir, 37°-6. Pas d'injection le soir. Bains sulfureux.

5 juillet. — Plus de douleurs. Langue rose, normale. Appétit excellent. Légère dilatation de la pupille. Une selle. Retour à l'état normal presque absolu, sauf une faiblesse générale. T. R., mat., 37°-5. Pouls meilleur *(Tracé n° 5).*

6 juillet. — Pas d'injections. Le malade, qui avait demandé une permission de sortie, n'est pas rentré.

Obs. IV. — Personnelle. *Résumé.* — Jean Daglia, 20 ans, peintre-plâtrier, salle Saint-Augustin, n° 45. Entré le 28 juin. Première attaque de coliques saturnines, il y a trois ans, traitée par les lavements purgatifs ayant duré quinze jours, moins intense que la crise actuelle. Depuis un an, le malade s'occupe de peinture et a fait ces derniers temps du vernis à l'essence et à l'esprit. Après quelques prodromes, début, il y a deux jours, de l'affection actuelle qui l'amène à l'Hôtel-Dieu.

Coliques vives, continues avec paroxysmes, soulagées par une pression large et énergique, s'irradiant à l'épigastre, aux masses musculaires de la cuisse. Arthralgies au niveau des coudes et des genoux. Réflexe testiculaire conservé, intact. Hyperesthésie des muscles droits abdominaux qui se contractent au moindre attouchement. Pupilles normales.

Pas de ténesme vésical. Urines normales, claires, non albumineuses.

Région hépatique non douloureuse, mais matité du foie diminuée.

Bruits du cœur très sonores, presque métalliques. Pouls fort, tendu, résistant, sans ralentissement notable, 72. Radiales arrondies, dures.

Anorexie. Symptômes dyspeptiques habituels. Vomissements la veille de son entrée. Nausées. Liseré de Burton. Constipation opiniâtre depuis le début des accidents.

Pâleur générale des téguments. Légère teinte subictérique des sclérotiques. Apyrexie. T. R., 37°-6. Periphérique, 35°-1.

29 juin. — Même état qu'hier. Trait. bell., 5 pil. de 0,02. Pommade 4/30. Lavement glycérine, 20. Tisane émolliente. Après avoir pris 3 pilules, soulagement considérable des douleurs. Deux selles séreuses le soir. A la suite de l'ingestion de quelques aliments, les coliques sont devenues plus intenses qu'avant le repas. Nausées.

30 juin — Nuit tranquille. Sommeil. Les coliques sont très tolérables. Les douleurs des coudes ont disparu, persistent au niveau des genoux. Plus d'hyperesthésie des muscles abdominaux. Une garde-robe le matin demi-molle. Légère dilatation des pupilles, pas de troubles de la vue ni de sécheresse de la gorge. Pouls moins fort, moins tendu, 72.

1ᵉʳ juillet. — Plus d'arthralgie ni de coliques. Sensation d'endolorissement général de l'abdomen. Langue dépouillée, normale. Appétit. Digestion bonne. Foie toujours rétracté. Coloration des téguments plus vive. Légère dilatation des pupilles. Pouls moins tendu, 76.

2 juillet. — L'amélioration se maintient.

3 juillet. — Selles quotidiennes, douleurs complètement disparues. Pupilles très dilatées, légers troubles de la vue.

Bains sulfureux, 3 pil. de bell. 0,02.

4 juillet. — Pas de douleurs. Fonctions normales. Selles régulières. Pupilles dilatées. Suppression de la belladone.

5 juillet. — État général excellent. Pouls normal.

7 juillet. — Guérison complète. Le foie a repris son volume habituel.

9 juillet. — Exeat. Le malade déclare qu'il a été soulagé est guéri d'une façon plus rapide et plus agréable que lors de sa première attaque, moins intense cependant.

Obs. V. — Personnelle. *Résumé.* — Arragon, Louis, 45 ans, peintre-plâtrier, entré le 7 juillet 1881, salle Saint-Augustin, n° 30.

Pas d'antécédents pathologiques importants Hémorroïdes internes depuis huit années environ. Alcoolisme. Constitution forte et robuste.

Depuis six mois, époque à laquelle il a quitté la profession de tisseur pour celle de peintre-plâtrier, il s'occupe de gratter les vieilles peintures, broyer et tamiser la céruse. Le début des coliques remonte à deux jours.

L'abdomen dans toute son étendue, l'épigastre, sont le siège de douleurs continues, très intenses au moment des paroxysmes, avec hyperesthésie cutanée à ce niveau. Le ventre est dur, tendu, non rétracté. Pas d'irradiation dans le cordon et les testicules. Réflexe testiculaire aboli. Sensibilité plus vive au niveau des masses musculaires de la cuisse et du mollet. Arthralgie des deux genoux.

Anorexie. Langue saburrale. Nausées, pas de vomissements. Liseré gingival très prononcé à la partie moyenne des arcades dentaires. Constipation absolue. Pas de tremblement, de paralysie, de phénomènes encéphaliques. Pupille normale, peu sensible à la lumière.

Bruits cardiaques réguliers, un peu éclatants à la pointe. Pouls tendu, récurrent (64 pulsations). Matité hépatique normale.

Ténesme vésical. Envies fréquentes d'uriner. Urines peu abondantes, limpides, mais foncées, légèrement albumineuses. Apyrexie. T. R., 37°-3

8 juillet. — Ce matin, douleurs plus vives qu'hier soir. Insomnie complète. T. R., mat., 37° 2; soir, 37°-5 *(Tracé n° 1).*

Trait. 5 pil. d'extrait de bell. de 0,02. Pom. 4/30. Bains sulfureux.

9 juillet. — Hier, douleurs assez vives pendant toute la journée. Ce matin, les douleurs musculaires et l'arthralgie ont disparu. Plus de ténesme vésical. Les coliques persistent. Le pouls a les mêmes caractères *(Tracé n° 2).* T. R., mat., 37°-4; soir, 37°-6.

10 juillet. — Un peu d'appétit. Langue dépouillée. Coliques moins vives. Mêmes caractères du pouls *(Tracé n° 3).* Plus d'albumine dans les urines. T. R., mat., 37° 6; soir 37°-8.

11 juillet. — La douleur abdominale a complètement disparu depuis hier; le malade se lève et marche. Appétit excellent. Pouls moins tendu *(Tracé n° 4).* Deux selles demi-molles, noirâtres, ce matin. T. R., mat., 37°-5; soir 37°-7.

12 juillet. — Les douleurs ont entièrement disparu. Une selle. Plus d'albumine dans les urines. Le pouls est bien amélioré, normal *(Tracé n° 5).* T. R., mat., 37°-8; soir, 37°-5.

13 juillet. — La guérison persiste. Le teint est coloré, les téguments sont très sensibles aux excitations. Toutes les fonctions s'accomplissent bien. Exeat.

25 juillet. — Le malade que nous avons revu aujourd'hui a repris son travail le lendemain de sa sortie. Il n'a pas ressenti le moindre malaise depuis cette époque.

Obs. VI. — *Personnelle. Résumé.* — Marc Sterna, 24 ans, peintre-plâtrier. Entré le 9 juillet, salle Saint-Augustin, n° 32. Exerce sa profession depuis l'âge de 12 ans. Il n'a jamais éprouvé d'accidents saturnins. Des coliques très légères sont survenues, il y a quelque temps, après avoir tamisé de la céruse pendant deux jours. Calmées par une purgation, les douleurs sont revenues dès qu'il a repris son travail. Deux lavements purgatifs et une purgation n'ayant procuré aucun soulagement, il entre à l'Hôtel-Dieu.

Le malade est pâle et marche courbé en deux, le facies crispé. Les coliques, qui datent de quatre jours, sont très intenses et continues ; les paroxysmes sont très violents. L'abdomen est déprimé, rétracté. Sensibilité très prononcée au niveau des muscles du bras et des deux genoux.

Ténesme vésical très prononcé. Envies fréquentes d'uriner. Urines peu abondantes, rougeâtres ; par l'acide azotique et la chaleur, légère coagulation albumineuse. Anorexie. Nausées. Vomissements biliaires. Liseré gingival très large. Dents décharnées. Constipation absolue depuis le début des accidents. Foie très diminué de volume et rétracté. Pas de coloration subictérique.

Bruits du cœur réguliers, sonores, presque métalliques. Pouls dur, tendu, ralenti (60 puls.). Radiale saillante. Insomnie. Apyrexie. T. R., soir, 37°-4.

10 juillet. — Ce matin, même état qu'hier. T. R., mat., 37°-1 ; soir, 37°-4. Trait. belladoné.

11 juillet. — Les douleurs articulaires ont disparu depuis hier soir. Les coliques sont moins vives, les paroxysmes très courts et moins violents. Pas de selles. Pas de dilatation pupillaire. Mêmes caractères du pouls.

En 24 heures, la miction s'est élevée à 700 gr. Les urines sont moins foncées qu'au début, légèrement opalescentes par l'acide nitrique. Ténesme vésical presque disparu. T. R., mat., 37°-5 ; soir, 37°-4.

12 juillet. — Sommeil. Coliques presque calmées, plus de paroxysmes. Appétit. Pas de selles. Pouls moins fort, moins tendu (72 puls.). Pas de dilatation de la pupille.

Urines un peu foncées et albumineuses, 700 gr. T. R., mat., 37°-4 ; soir, 37°-4.

13 juillet. — Une selle ce matin, demi-molle, noirâtre. Plus de coliques, mais sensation de pesanteur dans l'abdomen. Pouls 72, plus dépressible.

Plus de ténesme vésical. Urines, 1 litre. Le foie revient à son volume normal. Pas de phénomènes oculaires. Appétit revenu, le malade se lève. T. R., mat., 37°-3 ; soir, 37°-5.

Bains sulfureux, 3 pil. de 0,02.

14 juillet. — Une nouvelle garde-robe. Pas la moindre colique. Langue normale. Appétit excellent. Urines normales, 1.200 gr. Plus d'albumine. Pouls régulier normal, 76. T. R., mat., 37°-4 ; soir, 37°-6.

15 juillet. — Deux selles hier. Guérison complète. Teint coloré. Téguments rougissant facilement. Urines, 1.280 gr. T. R., mat., 37°-6.

Exeat.

OBS. VII. — Communiquée par M. RANTY. — Polli, Jean 39 ans, étameur. Entré le 11 juillet 1881, couché à la salle Saint-Maurice, n° 29 (service de M. le professeur Rambaud). Bonne santé antérieure. Pas d'alcoolisme.

Il y a environ 8 jours, le malade ressentit quelques légers malaises, puis survinrent peu à peu des douleurs abdominales assez vives qui se propagèrent bientôt à la partie interne des cuisses, aux genoux. La marche est devenue pénible depuis cette extension de la douleur aux cuisses. En même temps, le malade était pris de constipation opiniâtre. Enfin, les dimanche 9 et lundi 10 juillet, vomissements aqueux et bilieux.

A son entrée, les symptômes précédents persistent avec exacerbations intermittentes des douleurs abdominales. Nausées. Perte de l'appétit. Langue saburrale. Liseré de Burton très marqué. La palpation abdominale est très douloureuse, le ventre est très fortement rétracté.

Pouls dur, tendu. Rien au cœur ni aux poumons.

12 juillet. — Même état. Le foie paraît rétracté.

Une bout. eau de Sedlitz.

13 juillet. — La purgation n'a vaincu ni la constipation ni les douleurs. Le traitement belladoné est institué. 0,10 extr. de bell. en pilules, friction avec pommade bell. 4/30.

14 juillet. — Les douleurs sont moins vives, la constipation persiste. Pupilles dilatées.

15 juillet. — Le malade a eu plusieurs selles hier soir, les coliques ont cessé. Les douleurs des cuisses persistent. Dilatation des pupilles. Le pouls est meilleur.

16 juillet. — La guérison se maintient. L'appétit est revenu. Suppression de la belladone. Bains sulfureux.

20 juillet. — La guérison est complète,

22 juillet. — Exeat.

Obs. VIII. — Personnelle. *Résumé.* — Dedominici, Jean, 43 ans, peintre-plâtrier. Entre le 16 juillet 1881. Salle Saint-Augustin, n° 44.

Pas de maladie antérieure grave. Excès alcooliques pendant sa jeunesse. Actuellement boit très peu.

Il exerce sa profession depuis l'âge de 14 ans. A 17 ans, première crise de coliques saturnines; puis, successivement, en 1860, 1866, 1870; cette dernière fut très violente, s'accompagna d'une paralysie des extenseurs, bien améliorée par l'électrisation, mais qui persiste encore.

Les coliques sont survenues, il y a deux jours, précédées de quelques prodromes. Actuellement : facies, coloration des téguments, attitudes spéciales des saturnins au moment des crises. Douleurs abdominales atroces, surtout au niveau de l'ombilic, paroxysmes très violents. Sensibilité très vive des mollets et arthralgie au niveau des deux articulations radio-carpiennes. Réflexe testiculaire aboli. Ventre rétracté. Symptômes dyspeptiques habituels. Nausées et vomissements bilieux. Constipation absolue. Dents décharnées, liseré de Burton très large. Foie normal.

Bruits cardiaques éclatants. Pouls dur, tendu, accéléré, 88 puls. *(Tracé n° 1).*

Paralysie des extenseurs aux deux mains et attitude caractéristique des doigts. Faiblesse des deux extrémités supérieures, plus prononcée pour la main droite, à l'examen dynamométrique; perte de la contractilité électrique.

Pas de ténesme vésical. Urines limpides, peu colorées, contenant une notable quantité d'albumine. Apyrexie. T. R., soir, 37°-6.

Trait. belladoné, 5 pilules. Pommade. Limonade sulfurique.

17 juillet. — Le matin les douleurs des mollets ont disparu, la sensibilité des poignets persiste, mais diminuée. Coliques moins intenses, continues. Plus de paroxysmes. Sommeil. Pas de selles, pas d'appétit. Pupilles contractées. Mêmes caractères du pouls, 84 puls. *(Tracé n° 2).* Urines peu abondantes, 750 gr. Urée (dosée par M. Foucherand), 12 gr. coagulum d'albumine toujours très dense.

18 juillet. — Coliques bien moins intenses. Pas de selles, l'anorexie persiste. Langue saburrale. Pas de dilatation des pupilles. Pouls à peine modifié, 84 puls. *(Tracé n° 3).*

Urines, 700 gr., toujours albumineuses. Urée, 16 gr. 80.

19 juillet. — Les coliques sont complètement calmées, sensation d'engourdissement, de pesanteur. Le malade se lève, l'appétit revient. Deux selles molles jaunâtres. Pâleur moindre. Pouls régulier, normal, dépressible *(Tracé n° 4).* Urines, 1.060. Urée, 23 gr. 60. Précipité d'albumine moins dense.

20 juillet. — Le calme persiste. Appétit excellent. Pouls normal *(Tracé n° 5).* Urines, 1,140 gr. Urée, 14 gr. 50.

Trois pilules seulement. Bains sulfureux,

21 juillet. — L'amélioration augmente. Selles régulières. Pouls excellent. Urines, 1.550 gr. Urée, 21 gr. L'albumine a presque entièrement disparu.

22 juillet. — Légère dilatation de la pupille. Vue un peu trouble. Suppression de la belladone. État général excellent. Urines, 1.650 gr. Urée, 18 gr. 25.

23 juillet. — La guérison persiste. Plus d'albumine dans les urines 1.751, gr. Urée, 19 gr. 40.

24 juillet. — Toutes les fonctions s'accomplissent bien. La guérison est complète. Le teint est très coloré.

Urines, 1.980 gr. Urée, 20 gr. Exeat.

Obs. IX. — *Personnelle. Résumé.* — Auguste Robin, 41 ans, peintre en bâtiments. Entre le 17 juillet 1881, salle Saint-Augustin, n° 45.

Depuis l'âge de 20 ans, il a eu successivement cinq attaques de colique saturnine. La dernière remonte à six semaines. Après quelques prodromes, il a commencé à ressentir quelques coliques il y a six jours. Un purgatif étant resté sans effet, les douleurs s'aggravant, il entre à l'Hôtel-Dieu.

Symptômes dyspeptiques habituels. Nausées. Liseré de Burton. Constipation absolue. Volume normal du foie. Pâleur de la face et des téguments.

Douleurs abdominales très vives, s'irradiant à l'épigastre, aux lombes, au cordon et aux testicules. Douleurs au niveau des masses musculaires du mollet, des articulations radio-carpienne, tibio-tarsienne et des genoux. Réflexe testiculaire aboli. Hyperesthésie des parois abdominales légèrement rétractées, déprimées.

Ténesme vésical et rectal. Urines peu abondantes, très foncées, noirâtres, non sédimenteuses, pas d'albumine.

Bruits cardiaques réguliers, éclatants. Pouls dur, tendu, ralenti (60 puls.). Radiale dure, saillante. Veines effacées, moins visibles qu'à l'état habituel.

Apyrexie complète. T. R., soir, 37°-2.

Le traitement belladoné ordinaire (5 pil., pom.) est institué le soir même.

18 juillet. — Insomnie complète. Coliques aussi intenses qu'à son entrée. Pas de selles. Mêmes caractères du pouls (56 puls.) Ténesme vésical persistant. Urines, 600 gr. Urée, 7 gr. 60. T. R., mat., 37°-4 ; soir, 37°-6.

Huit pil. de 0,02 d'extr. de belladone.

19 juillet. — Hier au soir amélioration notable et disparition des douleurs du mollet. Nuit tranquille. Ce matin les coliques ont repris avec la même intensité qu'au début. Pas de garde-robe. Appétit un peu revenu. Nausées. Pouls (56 puls). Urines moins foncées, 750 gr. Urée, 7 gr. 50. T. R., mat., 37°-4 ; soir, 37°-6.

20 juillet. — Une injection d'atropine de 0.001 faite hier matin a calmé les douleurs aussitôt. Nuit et journée tranquilles.

Ce matin les douleurs abdominales sont moins violentes, siègent surtout à la région hypogastrique. Une selle dure, ovillée, cette nuit. T. R., mat., 37°-4; soir, 37°-8.

Pouls toujours tendu, récurrent. Légère dilatation pupillaire. Pas de sécheresse de la gorge. La langue se dépouille. L'appétit revient. Urines, 980 gr. Urée, 9 gr.

21 juillet. — Douleurs presque entièrement soulagées. Le ténesme vésical persiste. Urines, 600 gr. Urée, 6 gr. Une selle hier soir. Pouls moins tendu, plus dépressible, toujours récurrent (64 puls.). Dilatation pupillaire. Le malade demande avec instance un purgatif « pour se débarrasser complètement ». T. R., mat., 37°-6; soir, 38°.

Deux verres eau de Sedlitz.

22 juillet. — Quatre selles séreuses. Soulagement complet dans la journée; le soir, accès très douloureux. Le matin, le calme est revenu. Le ténesme vésical est bien diminué. Urines, 300 gr. Urée, 7 gr. T. R., mat., 37°-5; soir, 37°-7.

Mêmes caractères du pouls qu'hier, 5 pil. seulement.

23 juillet. — Les coliques et le ténesme ont complètement disparu. Appétit. Langue rose, dépouillée. Teint plus coloré. Le malade se lève. Pouls normal, légèrement récurrent, plus accéléré qu'au début (72 puls.).

Urines, 1.750 gr. Urée, 18 gr. T. R., mat., 37°-5.

Dans la journée, le malade demande à sortir pour régler quelques affaires et ne rentre pas.

Obs. X. — Personnelle. *Résumé.* — Ferdinand Bruno, 32 ans, peintre-plâtrier. Entré le 18 juillet 1881, salle Saint-Augustin, n° 42.

Comme antécédents pathologiques personnels il faut noter des crises gastralgiques. Fièvre typhoïde contractée en 1873; une première attaque de colique saturnine, il y a six mois. Les douleurs abdominales actuelles ont débuté, il y a trois jours, précédées des signes prodromiques habituels; elles se sont graduellement aggravées, malgré l'administration de lavements et de purgatifs huileux.

A son entrée, coliques assez intenses, à paroxysmes fréquents, s'irradiant à l'épigastre, à la région lombaire. Abdomen rétracté, non douloureux à la pression. Marche gênée, difficile. Pas d'arthralgie, sensation de brisement général des membres. Réflexe crémastérien conservé.

Dyspepsie saturnine. Liseré gingival fin. Pas de vomissements. Constipation opiniâtre. Le foie paraît rétracté. Pas de coloration subictérique.

Ténesme vésical. Urines peu abondantes, foncées, non albumineuses.

Bruits cardiaques normaux. Pouls tendu, fort ralenti, 60 puls.

Pas de tremblements ni de paralysie. Rien du côté du système nerveux. Apyrexie. T. R., 37°-4.

19 juillet. — Même état. T. R., mat., 37°-3; soir, 37°-5. Urines, 780 gr. Trait. belladoné, 5 pil. de 0,02., pom. 4/30. Bains simples.

20 juillet. — Amélioration très sensible. Les coliques sont sourdes, continues, sans paroxysmes. Pas de selles, la langue se dépouille. Pas de dilatation pupillaire. Pouls moins tendu (60 puls.). Urines, 850 gr. T. R., mat., 37°-4; soir, 37°-4.

21 juillet. — Coliques entièrement disparues, sensation de pesanteur de l'abdomen. Hier, dans la soirée, une selle jaunâtre, demi-molle. Appétit revenu. Langue rose, normale. Ténesme vésical disparu. Urines, 1.400 gr.

Pouls moins tendu, accéléré (68 puls.) La matité hépatique a repris son étendue normale. T. R., mat., 37°-7 ; soir, 37°-4.

22 juillet. — La guérison se maintient. Appétit excellent. Teint coloré. Trois garde-robes dans la journée. Urines, 1.800 gr. T. R., mat., 37°-5; soir, 37°-7.

3 pilules seulement. Bains sulfureux.

23 juillet. — Toutes les fonctions s'accomplissent régulièrement. Pouls normal (76 puls.). Urines, 2.200 gr.

24 juillet. — Idem. Urines, 2.300 gr.

25 juillet. — Le malade, complètement guéri, demande à sortir. Urines, 2.160 gr.

Obs. XI. — Communiquée par M. Hortolès, interne du service.
— Claude Duclos, 31 ans, peintre-plâtrier, entre le 19 juillet
1881, salle Saint-Bruno, n° 15, dans le service de M. le docteur
Gignoux. Pas de maladie antérieure. Il y a six mois, coliques
saturnines qui s'amendèrent sous l'influence de purgatifs répétés ;
cependant le malade déclare avoir éprouvé depuis cette époque,
à des intervalles variables, de petites coliques, avec alterna-
tives fréquentes de constipation.

Depuis cinq jours, coliques violentes et constipation opiniâtre.
C'est la région ombilicale qu'indique le malade comme étant le
siège des plus fortes douleurs. De là, elles s'irradient dans les
reins, les hanches, les cuisses. Il se plaint également des articulations des deux genoux.

Ténesme vésical. Anorexie. Langue blanche. Liseré gingival,
très marqué. Matité hépatique normale. Teint pâle, décoloré. Abat-
tement extrême. Pouls dur, très tendu (68 puls.). Léger souffle à
la pointe du cœur, occupant le petit silence.

Le traitement belladoné ordinaire (5 pil., pom. 4/30) est institué
le soir même.

20 juillet.— Le malade se trouve soulagé ; ce matin, il accuse
quelques coliques. Pas de selles. La nuit a été bonne ; pas de dilatation des pupilles. Pas d'albumine dans les urines.

21 juillet. — Le malade, couché sur le dos et non plus sur le
ventre, ne souffre pas ; il ne ressent quelques douleurs qu'en se
plaçant sur le côté droit. Pouls plus ample (76 puls.). Pas de
selle.

22 juillet. — Le malade a eu 5 selles très abondantes dans la
journée d'hier. Les coliques ont entièrement disparu. Un peu de
faiblesse des jambes. Pas de troubles de la vue. Le malade mange,
se lève. On suspend la belladone.

23 juillet. — Deux selles hier, sans coliques. La guérison est
complète, le pouls très bon, l'appétit excellent. Exeat.

Obs. XII. — Personnelle. *Résumé.* — Pierre Vervack, 28 ans,
peintre-plâtrier, entré le 21 juillet 1881, salle Saint-Augustin,
n° 6.

Adénites scrofuleuses. Alcoolisme. Huit crises antérieures de coliques saturnines, dont quatre dans le courant de cette année, traitées par l'électrisation et les purgatifs.

La crise actuelle remonte à trois jours ; le malade n'a fait aucun traitement. Les coliques sont très vives, le malade se tord au moment des paroxysmes. Sensation de constriction du thorax. Douleurs dans la cuisse, les genoux, les articulations de l'épaule. Réflexe testiculaire aboli. Abdomen très rétracté.

Signes ordinaires de la dyspepsie saturnine. Liseré gingival très large. Nausées. Constipation absolue. Le foie paraît rétracté. Ténesme vésical très douloureux. Urines limpides, mais très foncées, non albumineuses.

Bruits cardiaques normaux, mais éclatants, presque métalliques. Pouls très dur, très tendu, récurrent. Artères arrondies, saillantes. (*Tracé n° 1*. 52 puls.). Apyrexie. Tremblement des mains.

22 juillet. — Insomnie. Douleurs plus intenses qu'à l'entrée. Traitement belladoné (5 pil. pom. 4/30), bains simples, limonade sulfurique.

23 juillet. — Les douleurs articulaires sont calmées, mais les coliques sont aussi intenses. Vomissements. Ténesme vésical très violent. Mêmes caractères et même tracé du pouls (52 puls.). Pas de selle. Urines, 500 gr. Pas de dilatation pupillaire. 8 pil. de 0,02.

24 juillet. — Les coliques sont moins vives, mais le ténesme vésical n'est pas modifié. Pas d'appétit. Pas de selles. Les traits sont moins crispés. Le pouls est moins tendu, la récurrence moins marquée ; il est plus accéléré que la veille (72 puls. *Tracé n° 2*). Urines, 550 gr.

25 juillet. — Coliques presque entièrement calmées. Ténesme vésical, moins prononcé. Urines, 950 gr. Pouls tendu, accéléré (76 puls. *Tracé n° 3*). Pas de selles.

26 juillet. — Le ténesme et les coliques ont disparu ; sensation d'endolorissement du ventre. Pouls moins tendu, plus dépressible (72 puls. *Tracé n° 4*). Urines, 1,040 gr.

Langue rose. Appétit revenu. La constipation persiste. Pas de dilatation pupillaire. 5 pilules. Bains sulfureux.

27 juillet. — Une selle hier matin. L'amélioration persiste, le malade se lève. Pouls *(Tracé n° 5)*.

28 juillet. — Pupilles dilatées, léger trouble de la vue. Faiblesse générale. Miction normale. Urines, 1,650 gr. Une selle. 3 pil. de 0,02.

29 juillet. — La guérison persiste. Pupilles dilatées. Troubles oculaires. Urines, 1600 gr. On suspend la belladone.

30 juillet. — Les forces sont bien revenues. Toutes les fonctions s'accomplissent normalement. Urines, 1750 gr.

31 juillet. — Guérison absolue. Exeat.

Obs. XIII. — *Personnelle. Résumé*. — Louis Valette, 17 ans, peintre en voitures, entré le 23 juillet 1881, salle Saint-Augustin, n° 23. Ce malade, d'une constitution frêle et délicate, sujet à de fréquents malaises, à la migraine, n'exerce sa profession que depuis huit mois. Elle consiste à gratter les peintures et à broyer la céruse. Après quelques malaises prodromiques, les coliques ont éclaté il y a trois jours, et le malade entre à l'Hôtel-Dieu, sans avoir fait aucun traitement. Les douleurs, plus intenses par intervalles, occupent l'abdomen, l'épigastre, la cuisse et les deux genoux. Réflexe testiculaire conservé. Abdomen à peine rétracté.

Bruits cardiaques normaux. Pouls dur, tendu, récurrent (80 puls.). Artères dures, arrondies. *(Tracé n° 1)*. Veines effacées. Téguments pâles, rougissant à peine. Symptômes dyspeptiques habituels. Liseré gingival, interrompu par places, formé par de petits traits bleuâtres isolés. Constipation absolue. Le foie paraît normal. Pupilles contractées, peu sensibles à la lumière. Apyrexie.

24 juillet. — Même état. Insomnie. Trait. belladoné (3 pilules de 0,02., pom. 4/30). Limonade simple.

25 juillet. — Même état. Mêmes caractères du pouls. *(Tracé n° 2)*. 5 pil. de 0,02.

26 juillet. — Une selle hier, dure, noirâtre, ovillée. Coliques moins vives. Douleurs de la cuisse et des genoux disparues. Langue un peu dépouillée, l'appétit revient. Pouls moins tendu, à peine récurrent (80 puls. *Tracé n° 3*). Pupilles un peu dilatées.

27 juillet. — Une selle. Plus de coliques. Deux accès de courte durée dans la nuit. Calme complet ce matin. Pouls meilleur. *(Tracé n° 4).* Teint plus coloré. Appétit excellent, le malade se lève. Dilatation pupillaire.

28 juillet. — Selles régulières ; un peu de faiblesse générale. Pouls *(Tracé n° 5).* 3 pil. de 0,02.

29 juillet. — La guérison persiste ; pupilles dilatées, troubles oculaires (brouillards).

30 juillet. — Retour à l'état normal presque absolu.

31 juillet. — Teint coloré, les forces reviennent. Pupilles dilatées. Vin de quinquina. Bains sulfureux.

1er août. — Depuis hier, diarrhée, cinq à six selles séreuses. Troubles de la vue persistants. Suspension de la belladone.

3 août. — Diarrhée arrêtée. Troubles oculaires disparus. Depuis deux jours, fluxion et abcès dentaires. Les coliques sont définitivement calmées.

8 août. — Le malade sort. Pas de récidives des coliques.

Obs. XIV. — Personnelle. *Résumé.* — André Durand, 41 ans, eintre plâtrier, entre le 27 juillet 1881, salle Saint-Augustin, n° 35. Alcoolisme. Première crise de colique saturnine, il y a quatre ans.

Début des accidents il y a trois jours, après quelques prodromes. Depuis quelque temps, le malade tamisait de la céruse et faisait de la peinture à l'essence. Aspect, attitude caractéristique des saturnins. Coliques vives, continues, s'exaspérant par intervalles, exactement localisées à la région abdominale, s'accompagnant de constriction du thorax. Pas d'arthralgie. Réflexe testiculaire aboli. Ventre déprimé, rétracté, avec hyperesthésie notable des parois.

Anorexie. Langue saburrale. Liseré de Burton. Pas de nausées ni de vomissements. Constipation depuis trois jours. Foie normal.

Ténesme vésical peu intense. Urines diminuées, limpides. Bruits cardiaques réguliers, un peu sourds. Pouls tendu, dur, récurrent, ralenti (56 puls. *Tracé n° 1).* Pupilles normales. Apyrexie. T. R., soir, 37°-1.

28 juillet. — Douleurs excessives cette nuit. Insomnie. Ténesme vésical augmenté. Urines rougeâtres, foncées, non albumineuses. Pas de sédiments. Depuis hier soir, 700 gr. Pas de selles. T. R., mat., 37°-2 ; soir, 37° 3.

Expectation. Limonade simple. Lavement émollient. 5 pil. *Mica panis.*

29 juillet. — Même état qu'hier. Insomnie. Ténesme vésical et rectal très prononcés. Anorexie absolue. Pas de selles. Pouls, mêmes caractères et même tracé que le jour de son entrée *(Tracé n° 2).* Urines, 600 gr. T. R., mat., 37°-2 ; soir, 37°-1.

30 juillet. — Coliques toujours aussi violentes, avec hyperesthésie très grande des parois abdominales. Le malade se plaint surtout du ténesme vésical. Urines presque nulles, 100 gr., très foncées, troubles et sédimenteuses. Pouls toujours tendu, mais accéléré (80 puls., *Tracé n° 3).* Cuisse très sensible, testicules douloureux, crémaster contracturé à un haut degré. Agitation toute la nuit. Tremblement des mains augmenté. T. R., mat., 37°-3 ; soir, 37°-3.

31 juillet. — Même état qu'hier. Urines, 250 gr. Pas de selles. Faiblesse extrême. Anorexie. Pouls identique. T. R., mat., 37°-3 ; soir, 37°-4.

1er août. — Pas d'amélioration. Ténesme très douloureux. Suppression presque complète des urines, 150 gr., pas de selles. Pouls toujours tendu, récurrent, ralenti (60 puls. *Tracé n° 4).* Facies très décoloré, crispé. L'expectation est suspendue. On institue le trait. belladoné (5 pil. de 0,02, pom. 4/30). T. R., mat., 37°-4 ; soir, 37°-7.

2 août. — Après avoir pris les pilules, soulagement très grand, sommeil. Miction plus facile. Urines plus abondantes, 400 gr. Pouls plus dépressible, accéléré (68 puls. *Tracé n° 5).* T. R., mat., 37°-5 ; soir, 37°-7.

3 août. — Depuis hier les coliques et le ténesme ont disparu. Hier soir, une selle séreuse. Ce matin le teint est éclairci, l'appétit est revenu, la langue presque normale, faiblesse extrême. Pouls ample, détendu *(Tracé n° 6).* Urines limpides, abondantes, 750 gr. T. R., mat., 37°-6 ; soir, 37°-5.

4 août. — Retour presque absolu à la santé habituelle. La faiblesse persiste. Pouls normal (80 puls.). Urines, 800 gr. Bains sulfureux. Vin de quina. Trois pilules.

5 août. — L'amélioration continue. Selles régulières. Les forces reviennent rapidement.

6 août. — Toutes les fonctions s'accomplissent d'une façon régulière. Urines, 1,100 gr.

7 août. — La guérison est complète. Suppression de la belladone.

8 août. — Pas de nouvelles douleurs. Les forces sont bien revenues. Exeat.

Obs. XV. — Personnelle. *Résumé.* — Charles Ubertalli, 42 ans, peintre-plâtrier, couché au n° 33 de la salle Saint-Augustin, est entré le 28 juillet 81. Constitution forte et robuste, pas d'alcoolisme, pas de maladies antérieures autres que trois crises de coliques saturnines dont la dernière date de 1873. Les prodromes habituels se sont montrés il y a huit jours, mais les coliques franches sont survenues depuis trois jours, et, loin de céder à deux purgations, se sont aggravées. Actuellement, téguments. pâles, peu impressionnables, veines sous-cutanées moins saillantes. Facies crispé.

Coliques très vives, localisées surtout à l'ombilic, avec paroxysmes fréquents et intenses. Douleurs musculaires de la cuisse et de la nuque. Arthralgie de l'épaule droite. Réflexe testiculaire simplement diminué et plus lent à se produire.

Phénomènes gastriques habituels. Pas de vomissements, dents décharnées, avec liseré de Burton large. Ténesme rectal. Pas de selles depuis trois jours. Pas de rétraction apparente du foie.

Ténesme vésical. Quantité d'urine diminuée, pas d'albumine.

Cœur normal, les deux temps sont bien frappés, très secs Pouls ralenti (60 puls.), dur, tendu, non récurrent *(Tracé n° 1).*

Pas de paralysie, de tremblement ou de phénomènes encéphaliques. Pupilles normales.

Apyrexie. T. R., mat., 37°-4.

29 juillet.—Même état qu'hier. Teinte subictérique des sclérotiques. Urines, 700 gr.

Trait. belladoné (5 pil. de 0,02). Pommade, limonade simple.

30 juillet. — Les coliques sont moins vives ; le malade a
dormi, les douleurs musculaires de la cuisse ont disparu depuis
hier. La raideur de la nuque persiste. Pas de dilatation pupillaire.
L'appétit revient. Pas de selles. Pouls moins tendu, plus rapide
(68 puls. *Tracé n° 2*). Urines, 850 gr.

31 juillet. — Plus de coliques. Endolorissement, pesanteur de
l'abdomen. Raideur des muscles de la nuque à peine sensible.
Trois selles séreuses dans la journée. Pouls régulier, moins dur et
tendu (68 puls. *Tracé n° 3*). Plus de ténesme vésical. Urines,
800 gr. Pas de phénomènes oculaires.

1er août. — Soulagement complet. Faiblesse générale. Diarrhée ; sept à huit selles séreuses dans la journée. Dilatation des
pupilles. Pouls régulier *(Tracé n° 4)*. Appétit excellent. Teint coloré, langue rose. Urines, 550 gr. Deux pil. de 0,02.

2 août. — L'amélioration continue. Plus de douleurs. Deux
selles demi-molles. Dilatation pupillaire. Urines, 800 gr.

Suppression de la belladone. Bains sulfureux.

3 août. — La guérison persiste. Urines, 950 gr.

4 août. — Idem.

5 août. — Les forces sont revenues, les fonctions s'accomplissent normalement. Le malade nous avoue n'avoir jamais été
soulagé et guéri aussi rapidement. Exeat.

Obs. XVI.— Communiquée par M. Auboyer, interne du service.
— Antoine Bellicard, 27 ans, peintre-plâtrier, couché au n° 14
de la salle Saint-Martin (service de M. le professeur Teissier
M. le Dr Bard, suppléant), est entré le 15 août 1881. Pas d'alcoolisme; fièvres intermittentes contractées en Afrique en 1874.
Bonne santé habituelle. Jamais d'accidents saturnins depuis treize
ans qu'il manie la céruse et le minium. Les coliques remontent au
7 août ; elles ont été précédées de quelques prodromes. Le 7 et le
8 août, il prit une bouteille d'eau d'Hunyadi-Janos, et n'obtint
aucun résultat. Le 11 août, nouvelle tentative : il prit une deuxième

bouteille d'Hunyadi-Janos, qui fut rendue par la bouche. Las de souffrir, il se fait admettre à l'Hôtel-Dieu.

A son entrée, la peau présente une température à peu près normale. Teinte terreuse, jaune-pâle, de la face. Traits étirés, fatigués. Liseré de Burton. Langue saburrale. Pas de nausées, pas de vomissements. Constipation opiniâtre depuis le début des accidents.

Vives douleurs au-dessus de l'ombilic, continues, et présentant de violents paroxysmes. La pression en masse sur l'abdomen les calme facilement et les fait même cesser complètement. Le ventre est déprimé et présente la forme dite en bateau ; pas de douleur dans les cuisses. Pas d'arthralgies.

Pouls lent. Rien au cœur. Pas d'albumine dans les urines.

16 août. — Même état. 5 pil. de 0,02, extrait de belladone, frictions belladonées sur le ventre avec pommade 4/30.

17 août. — La douleur s'est déplacée, se fait surtout sentir de chaque côté de l'abdomen, toujours très forte. Pas de selles. 8 pil. de 0,02.

Soir, dilatation des pupilles. Les douleurs sont bien moins vives. Pas de selles.

18 août. — Le malade n'éprouve plus qu'une douleur insignifiante. Une selle ce matin. Le ventre est souple.

Frictions. 5 pil. seulement.

19 août. — A eu plusieurs selles dans la journée. Ne souffre plus. Légère dilatation pupillaire.

20 août. — On supprime les pilules et les frictions.

22 août. — Sort complètement guéri.

Obs. XVII. — Personnelle. *Résumé.* — Laurent Chambria, 26 ans, marin. Entré le 15 août 1881, salle Saint-Augustin, n° 42. Bonne santé habituelle, quelques excès alcooliques. Les coliques datent de quatre jours ; elles sont survenues à la suite de la peinture d'un bateau au minium. Elles ont résisté aux lavements purgatifs, à un vomitif. Actuellement, coliques assez vives avec paroxysmes, siégeant surtout à l'épigastre, à la région lombaire. Pas de douleurs musculaires ni d'arthralgie. Réflexe testiculaire absent.

Rien au cœur. Pouls régulier, tendu, récurrent (68 puls.). Pâleur générale.

Anorexie. Vomissements peu abondants. Nausées. Liseré gingival bleuâtre. Constipation. Matité hépatique habituelle.

Pas de ténesme vésical. Miction moins abondante. Pas d'albumine dans les urines qui sont foncées, mais limpides. Apyrexie.

16 août. — Même état qu'hier. Ténesme léger. Trait. belladoné (5 pil., pom., limonade simple).

17 août. — Il a dormi cette nuit. Miction plus facile. Coliques moins vives, paroxysmes moins fréquents, plus courts. Pas de selles. Un peu d'appétit. Pouls moins tendu, toujours récurrent, accéléré (84 puls.). Pas de dilatation pupillaire.

18 août. — Coliques à peu près disparues. Pas de selles. Appétit revenu. Teint plus coloré. Crémaster moins rétracté. Réflexe testiculaire plus prononcé. Le malade se plaint de palpitations. M. le professeur Bondet constate une légère hypertrophie du cœur. La pointe est abaissée, bat dans le sixième espace inter-costal, pas de bruit anormal.

19 août. — Les palpitations persistent, le malade ne souffre plus, mais faiblesse assez grande. Langue normale. Appétit totalement revenu. Hier soir, première selle jaunâtre, demi-molle. Une autre selle ce matin. Pouls normal, détendu, dépressible, pas de récurrence. Miction normale.

20 août. — La guérison se maintient. Deux selles. Douleurs totalement disparues. État général très bon.

21 août. — Malaise. Anorexie. État fébrile.

22 août. — On constate les signes d'une angine catarrhale légère. Supression complète de la belladone. Gargarisme émollient.

27 août. — Le malade sort complètement guéri de ses coliques et de son angine. Pendant ces derniers jours calme complet du côté de l'abdomen.

Obs. XVIII. — Communiquée par M. RANTY, interne du service. — Louis Roger, 38 ans, chaudronnier. Entre, le 16 septembre 1881, dans le service de M. le professeur Rambaud, salle Saint-Maurice, n° 29.

Le malade se tord dans son lit, les cuisses fléchies sur l'abdomen. Les souffrances sont si vives qu'on ne peut le faire parler. Les douleurs s'irradient de l'abdomen à la face interne des cuisses jusqu'aux genoux. On lui administre le soir même le traitement belladoné (5 pil. de 0,02, frictions avec pom. 4/30). Les pupilles sont normales, les extrémités froides. Pouls (48 puls.).

17 septembre. — Le malade a été soulagé pendant la nuit. Ce matin les coliques ont reparu, mais la douleur est tolérable. Il raconte alors que depuis dix-huit mois il travaille aux ateliers de la Buire et se sert journellement du minium. Il n'a jamais eu de maladie antérieure. Alcoolisme avéré. Depuis 15 jours il ressentait quelques malaises, quelques troubles digestifs, mais depuis trois jours les coliques sont apparues avec une violence telle, qu'après avoir pris vainement une purgation, il entre à l'Hôtel-Dieu. Le liseré de Burton est très net. Constipation absolue. Ce matin le pouls est meilleur.

8 pilules de 0,02. Frictions belladonées.

18 septembre. — Les coliques ont à peu près disparu, la constipation persiste. Pas de dilatation des pupilles. Pouls 64.

19 septembre. — Peu de douleurs. Persistance de la constipation. Légère dilatation pupillaire.

20 septembre. — Pas de selles. Pas de douleurs.

21 septembre. — Une selle diarrhéique cette nuit. Plus de douleurs. Dilatation des pupilles persiste.

5 pilules seulement.

22 septembre. — Plus de dilatation. Le malade est guéri, mais désire rester quelques jours encore, parce qu'il se sent faible. Plusieurs selles séreuses depuis hier. Suppression de la belladone. Lait.

26 septembre. — La guérison se maintient. Attend son départ pour Longchêne.

Obs. XIX. — Personnelle. *Résumé.* — Pierre Servaz, 40 ans, peintre-plâtrier, entré le 30 septembre 1881, salle Saint-Augustin, nº 11. Pas d'autres antécédents pathologiques que la variole et la fièvre typhoïde. Pas d'alcoolisme. Première crise de colique sa turnine en 1877. Les accidents actuels se sont déclarés il y a deux jours, le malade ayant brûlé de vieilles peintures, poncé et gratté des vernis.

Le facies est altéré, crispé. Les téguments pâles sans coloration ictérique, les veines moins saillantes. La peau rougit difficilement. Les coliques sont très intenses, avec paroxysmes fréquents, pendant lesquels le malade se tord. De l'abdomen, les douleurs s'irradient au cordon, aux testicules. Arthralgies au niveau des genoux, des poignets, des coudes et des épaules. Masses musculaires de la cuisse et de l'avant-bras très sensibles à la pression. Hyperesthésie cutanée au niveau des cuisses. Réflexe testiculaire aboli. Ventre rétracté.

Ténesme vésical. Urines moins abondantes, foncées, non sédimenteuses. Pas d'albumine.

Bruits cardiaques normaux, choc de la pointe très énergique. Pouls dur, tendu, récurrent, ralenti. 60 puls. Apyrexie.

Phénomènes dyspeptiques ordinaires. Liseré de Burton. Vomissements glaireux. Constipation absolue. Ténesme rectal. Pas de rétraction notable du foie.

1er octobre. — Même état. Traitement belladoné. 5 pil. de 0,02. Pommade 4/30. Tis. graines de lin.

2 octobre. — Diminution notable des douleurs musculaires et articulaires.

L'hyperesthésie cutanée de la cuisse a disparu. Les coliques sont aussi intenses. Le pouls a les mêmes caractères. Pas de selles. Pas de dilatation des pupilles.

7 pilules de 0,02.

3 octobre. — Coliques bien soulagées, le malade s'est levé hier. L'appétit revient. Pas de selles. Dilatation pupillaire. Pouls amélioré (64 puls.).

4 octobre. — Les coliques ont entièrement disparu. Faiblesse générale. Langue rose. Appétit. Une selle hier. Pouls moins tendu, plus dépressible (72 puls.). La mydriase persiste.

5 pilules de 0,02.

5 octobre. — Le malade ne souffre plus. Teint plus coloré. Garde-robes régulières. Pouls (72 puls.).

6 octobre. — Le malade n'ayant pris que 2 pilules hier, les douleurs sont un peu revenues. Pouls (68 puls.). Une selle.

7 octobre. — Le calme s'est rétabli. Bains sulfureux.

8 octobre. — L'amélioration persiste. État général et local excellents.

10 octobre. — Toutes les fonctions s'accomplissent bien.

13 octobre. — Forces revenues. Retour complet à l'état normal. Exeat.

Obs. XX. — Communiquée par M. Auboyer, interne du service. — Antoine Charbonnier, 29 ans, peintre en bâtiments, est entré le 8 octobre 1881 dans le service de M. le professeur Teissier, salle Saint-Martin, n° 19. Lors de son entrée, le malade ne peut donner aucune explication tant sont vives les douleurs. Il marche courbé en deux, poussant des gémissements. Il se plaint de coliques s'irradiant de tout l'abdomen à l'épigastre, aux cuisses. Le ventre est en bateau. Liseré bleuâtre des gencives très accusé. Vomissements répétés. Le traitement belladoné est de suite institué (5 pil. de 0,02, pom. 4/30).

Pendant la nuit les douleurs continuent, très vives. Le malade ne pouvant dormir, fait demander l'interne de garde qui lui donne une potion avec 0,10 centigr. d'extrait de belladone, les vomissements persistent toujours.

9 octobre. — Le lendemain matin, le malade ne se plaint plus, il prétend néanmoins que les douleurs sont toujours aussi vives. On donne de nouveau 5 pilules à prendre dans la journée. A la contre-visite du soir, les pupilles ne sont pas sensiblement dilatées et l'on constate une petite amélioration.

10 octobre. — Le malade a dormi une partie de la nuit, il souffre beaucoup moins, mais les vomissements persistent. Nous profitons d'un moment de calme pour l'interroger. Il nous raconte alors qu'il a contracté la colique saturnine, pour la première fois, il y a une dizaine d'années environ. Il couchait à cette époque au-dessus d'une chambre où l'on fondait des caractères d'imprimerie en plomb. Depuis cette époque, toutes les années à peu près,

il a éprouvé une crise de colique saturnine. Dès la deuxième, il
eut une paralysie des extenseurs, dont on voit encore les traces
surtout à la main droite, dont il ne peut relever les doigts que
d'une manière imparfaite. La dernière crise remonte à quatre mois,
dura sept à huit jours, fut peu intense et céda à l'emploi de cataplasmes sur le ventre. Le 30 septembre dernier, il eut une nouvelle crise insignifiante qui dura deux jours. Enfin, le vendredi
7 octobre, après avoir bu du vin doux, il fut de nouveau repris de
ses coliques, perdit l'appétit, commença à vomir ; puis survint
une constipation opiniâtre qui persiste jusqu'à l'heure actuelle.
Ces symptômes ont augmenté rapidement d'intensité, jusqu'au
moment où le malade est entré à l'hôpital.

Ce matin, teinte subictérique des sclérotiques. Le foie paraît
diminué de volume. Le ventre est moins rétracté.

On donne 8 pil. de 0,02.

11 octobre. — Le malade va beaucoup mieux et ne souffre
presque plus. Il a dormi toute la nuit. Les vomissements sont
arrêtés. La teinte subictérique a disparu. Le ventre a repris sa
forme habituelle. N'a pas encore eu de selles, 5 pil. de 0,02.

12 octobre. — Toujours pas de douleurs. Pas encore de selles.
Le malade nous a raconté qu'à ses séjours antérieurs à l'Hôtel-
Dieu, les coliques duraient 10 à 12 jours ; par conséquent il n'a
jamais été guéri aussi vite.

Trois pil. de 0,02.

13 octobre. — L'amélioration se maintient. Une selle hier
soir. Suppression de la belladone. Bain alcalin. 0,25 d'iodure de
potassium.

4 octobre. — Sort guéri.

OBS. XXI. — Personnelle. *Résumé*. Récidive. — Gaspard
Redieu, peintre-décorateur. Entré le 21 juillet 1881, salle Saint-
Augustin, n° 27. Il a quitté l'hôpital à peine guéri, sans autori-
sation. Il reprit immédiatement son travail et après quelques excès
alcooliques, fut atteint, il y a deux jours, d'accidents saturnins. A
son entrée il accuse des coliques vives, un brisement général,

des douleurs au niveau des principales jointures et des masses musculaires.

Le lendemain, aggravation de son état. Hyperesthésie cutanée. Coliques s'irradiant aux lombes, au cordon, aux testicules. Réflexe testiculaire aboli. Ténesme vésical très violent. Miction fréquente. Urines diminuées.

Anorexie. Vomissements. Liseré. Constipation absolue. Foie non rétracté.

Bruits cardiaques très éclatants. Pouls dur, tendu, récurrent. *(Tracé n° 1)*. Veines à peine visibles. Téguments pâles, anémiés. Facies crispé.

Urines foncées, noirâtres, sédimenteuses, non albumineuses. Tremblement des mains très fort. Pupilles un peu contractées. Apyrexie.

Trait. belladoné (5 pil. de 0,02, pom. 4/30). Bains sulfureux.

23 juillet. — Le malade a vomi à diverses reprises. Pas de changement notable. Mêmes caractères du pouls *(Tracé n° 2)*. Ténesme vésical excessif. On remplace la belladone par les injections d'atropine, réclamées par le malade. Pas d'appétit. Pas de selles.

24 juillet. — Hier injection de 0,001 d'atropine le matin, de 0,002 le soir. Dès ce moment, soulagement très prononcé. Le matin, les douleurs sont moins vives. Le ténesme vésical est toujours très prononcé. Urines rares rougeâtres, non sédimenteuses. Pas de mydriase. Pouls amélioré *(Tracé n° 3)*. Deux inj. de 0,002 d'atropine par jour.

25 juillet. — Coliques presque disparues. Faiblesse extrême. Ténesme vésical moins fort. Pas de selles. Un peu d'appétit. Urines moins foncées, plus abondantes.

26 juillet. — Plus de coliques ni de ténesme. Appétit. Pouls presque normal *(Tracé n° 4)*. Pas de mydriase.

27 juillet. — Le malade continue à ne plus souffrir. Une selle hier. Pouls meilleur *(Tracé n° 5)*. La face est plus animée, plus colorée. Tremblement des mains toujours très fort. Urines claires, normales.

Une injection de 0,002 par jour.

28 juillet. — Un peu de faiblesse. Fonctions régulières.

29 juillet. — Trois selles dans la journée. On suspend les injections.

30 juillet. — La guérison est complète. Exeat.

FIN

TABLE DES MATIÈRES

LYON. — IMPRIMERIE PITRAT AÎNÉ, RUE GENTIL,

APPAREILS de SAYRE

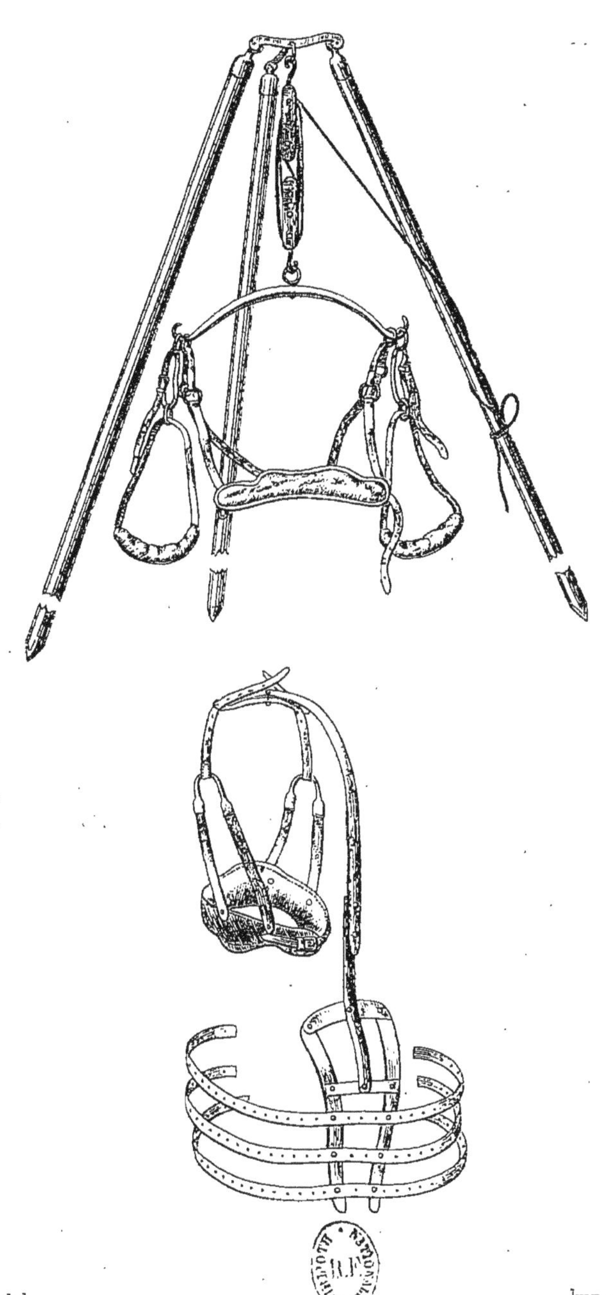

Imp. A. Roux, Lyon.